DU

MAL DES MONTAGNES

CONSIDÉRÉ AU POINT DE VUE DE SES EFFETS

DE SA CAUSE ET DE SON TRAITEMENT

PAR

Alexandre PAYOT

DOCTEUR EN MÉDECINE DE LA FACULTÉ DE PARIS

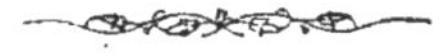

PARIS

ALPHONSE DERENNE

52, Boulevard Saint-Michel, 52

1881

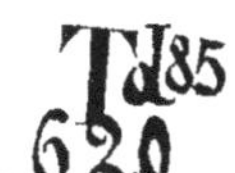

DU

MAL DES MONTAGNES

CONSIDÉRÉ AU POINT DE VUE DE SES EFFETS

DE SA CAUSE ET DE SON TRAITEMENT

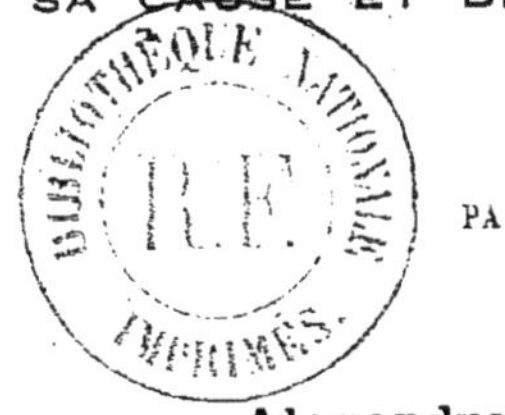

PAR

Alexandre PAYOT

DOCTEUR EN MÉDECINE DE LA FACULTÉ DE PARIS

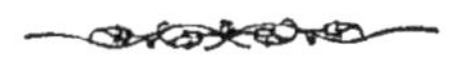

PARIS

ALPHONSE DERENNE

52, Boulevard Saint-Michel, 52

1881

A MON PRÉSIDENT DE THÈSE

M. BOUCHARDAT

Professeur d'hygiène à la Faculté de Médecine.
Membre de l'Académie de Médecine.

A MES MAITRES

DU MAL DES MONTAGNES

On désigne ainsi l'ensemble des symptômes ordinairement éprouvés par l'homme alors qu'il s'élève sur les hautes montagnes. Le degré d'élevation auquel ils apparaissent ne peut que difficilement être déterminé car il se montre variable non-seulement suivant les individus, mais encore, suivant les lieux. On peut dire toutefois que, dans nos contrées, on les a vus dans la plupart des cas survenir entre 3500 et 4500 mètres. Plus fréquents chez le voyageur à pied, ils atteignent néanmoins le cavalier mais leur manifestation est dans ce cas toujours plus tardive et leur action moins intense.

Ces symptômes ont, en outre, avec ceux observés au cours des ascensions aérostatiques une grande analogie, qui s'explique par leur étiologie en partie commune. Je dois faire remarquer cependant que l'aéronaute ne les éprouve qu'à une élévation presque supérieure du double à celle à laquelle ils se montrent chez le voyageur en montagne, différence dont rend suffisamment compte le travail musculaire que doit exécuter ce dernier.

Dans l'étude que je vais en faire, je me propose, à l'exemple de M. Leroy de Méricourt, de les envisager par appareils et dans l'ordre suivant : désordres de la respiration, de la circulation, du système digestif et de l'innervation.

J'aborderai ensuite les troubles de la calorification, ceux de l'appareil musculaire ; puis après quelques considérations sur l'influence de la neige et sur les accidents qu'elle produit, je m'expliquerai au sujet de ce que l'on doit entendre par l'accoutumance. Enfin je terminerai par un court exposé des moyens qui m'ont paru de nature sinon à prévenir du moins à atténuer en grande partie les malaises souvent si pénibles qui peuvent se produire au cours de l'ascension.

SYNONYMIE ET ÉTYMOLOGIE.

On trouve, dans la langue de presque tous les peuples qui vivent au voisinage des hautes montagnes, un terme spécial pour désigner les malaises ordinairement observés par les voyageurs qui essaient d'en atteindre la cime. Ce seul fait suffit à mes yeux, pour réduire à néant les assertions par lesquelles certains auteurs ont voulu nier l'existence du mal des montagnes.

Les considérations qui ont présidé au choix du terme adopté sont des plus variables. Tantôt on s'est servi pour désigner ces malaises du mot même représentant la cause à laquelle on les rattachait. C'est ainsi qu'en Bolivie et au Pérou où les manifestations, de la nature de celles que nous envisageons, sont généralement attribuées à des émanations provenant du voisinage des mines, et en particulier, de celles d'antimoine, on les comprend sous la dénomination de Soroché, qui est également celle appliquée par les indigènes à ce métal. Dans l'Asie centrale, les habitants des hauts lieux croyant à l'influence délétère de vapeurs toxiques exhalées par certaines plantes se servent des mots *bis*, *seran* qui veulent dire, vent empoisonné, ou encore de l'expression *bootie,* qui est aussi le nom donné à une espèce de champignons qu'ils déclarent doués de propriétés funestes. Tantôt on s'est laissé guider dans le choix du mot par la considération du lieu où les symptômes sont réputés acquérir le plus d'intensité, de là le terme de *puna,* nom d'une localité du Pérou regardée au point de vue des manifestations du mal des montagnes, comme des plus dangereuses. Selon d'Orbigny, *puna* signifierait en langue péruvienne, tout lieu sec, élevé et dépourvu d'arbres. D'autres fois enfin, on a donné au mal des montagnes la même désignation que celle appliquée à d'autres manifestations morbides auxquelles il pouvait être comparé. De là, le terme de *mareo* par lequel les créoles espagnols ont voulu exprimer, en Bolivie et au Pérou, l'analogie des malaises observés sur les hauteurs avec ceux du mal de mer. Ces mêmes créoles se servent encore à ce même sujet du mot *veta* qui a en outre chez eux une autre signification celle de *sillon métallifère.*

CHAPITRE I

TROUBLES DE LA RESPIRATION

Les troubles respiratoires doivent, comme je l'ai dit, être classés au premier rang en raison de leur fréquence et de leur intensité. Toutes les relations s'accordent à nous les montrer, comme de tous les symptômes du mal des montagnes, celui dont le voyageur a le plus à souffrir. La respiration qui, à l'état physiologique, se renouvelle de 16 à 18 fois par minute, augmente graduellement de fréquence à mesure que l'on s'élève, et atteint souvent à partir d'une certaine limite, qui pour nos contrées peut-être fixée à 3500 mètres, le degré de l'essoufflement le plus pénible. On en jugera par l'énumération suivante :

Acosta, le premier voyageur qui a décrit les malaises engendrés par l'altitude, déclare avoir éprouvé sur les hauteurs du Pariacaca, montagne des Cordillières, les fâcheux effets de la subtilité de l'air.

Bouguer, dans son *Voyage au Pérou*, rapporte que sur l'Antisana, lui et ses compagnons se trouvèrent hors d'haleine au moindre mouvement.

Jacques Balmat et le Dr Paccard, les premiers qui, à la date du 8 août 1786, eurent la gloire d'imprimer les traces de leurs pas, sur la cime jusque-là vierge du Géant des Alpes, racontent qu'à partir des *rochers rouges* (4500^m^), leur respiration était devenue *haletante*.

De Saussure, qui, l'année suivante, effectuait l'ascension de la même montagne, vit à la hauteur du Grand-Plateau (3932^{m}), ses guides, hommes des plus robustes, haleter et s'avouer vaincus après avoir soulevé quatre ou cinq pelletées de neige. Il ne pouvait lui-même, près d'atteindre la cime, faire plus de 15 à 16 pas sans s'arrêter essoufflé.

Dans l'Himalaya, Moorcroft, Fraser, le capitaine Webb, les frères Gérard, constatent également l'intensité pénible de l'accélération respiratoire.

Notre situation, dit l'un d'eux, le capitaine Alex. Gérard, était différente de toutes celles que nous avions éprouvées, elle ne peut être décrite. Bien avant d'arriver au sommet (il franchissait alors un des cols élevés du gigantesque massif de l'Asie centrale) notre respiration devint haletante et oppressée et nous étions forcés de nous asseoir au bout de quelques pas, encore pouvions-nous alors à peine inspirer une quantité d'air suffisante.

F. Clissold, MM. Felowes et Hawes, le Dr Barry, Atkins, Lepileur et ses compagnons, dans les ascensions successives qu'ils font au Mont-Blanc, constatent, par la douloureuse épreuve qu'ils en font eux-mêmes, l'exactitude des récits de Saussure, au sujet de l'essoufflement.

Coindet, rendant compte des particularités physiologiques présentées par le corps expéditionnaire du Mexique, dans sa marche ascendante des bords de la mer au plateau de l'Anahuac, en fait également mention :

« Après notre passage du Cumbre, au-dessus de 2,000 mètres d'élévation... nous remarquâmes... la difficulté de respirer qui nous rendait haletants, anhéleux. »

L'essoufflement était extrême, dès que je voulais faire

quelques pas un peu vite, dit M. le professeur Lortet, racontant ce qu'il éprouvait près d'atteindre la cime du Mont-Blanc dans sa première ascension du 16 août 1869.

Quelques jours après il renouvelait ce voyage, et de retour à Lyon il publiait les observations scientifiques recueillies au cours de ces deux excursions. Il s'exprimait ainsi au sujet de la fréquence de la respiration :

« De Chamonix (1050 m) au Grand-Plateau (3932 m) le nombre des mouvements respiratoires est à peine modifié, nous trouvons au repos 24 par minute, comme à Lyon et à Chamonix ; mais du Grand-Plateau aux Bosses-du-Dromadaire et au sommet nous trouvons 36 mouvements par minute. Au sommet, le moindre mouvement amène de l'essoufflement ; mais après deux heures de repos, ces malaises disparaissent petit à petit. La respiration descend à 25 par minute, mais elle est toujours pénible. »

Forel, de Lausanne, parvenu en 1874 à une élévation de 3700m sur le Mont-Rose, voit le chiffre de sa respiration s'élever à 42 par minute.

L'année suivante, un voyageur allemand, Calberla, s'élève jusqu'au sommet de la même montagne (4645m). Durant cette ascension, entreprise dans un but uniquement scientifique, il observe avec un soin religieux les variations de fréquence de la respiration chez ses deux guides. Je ne veux citer que les chiffres de l'état normal et de l'accélération maxima. Le guide Bohren présente une variation de 16 à 32 mouvements respiratoires ; son compagnon Muller de 18 à 34.

Je pourrais multiplier les citations, car il n'est presque pas de mémoires relatifs à ces sortes de voyages où cette accélération respiratoire ne se trouve mentionnée, mais je crois que celles que j'ai exposées suffisent à démontrer et la fréquence et l'intensité de ce malaise sur les hautes montagnes.

Il ne faudrait pas conclure de ce qui précède que l'accélération des mouvements respiratoires arrive chez tous les voyageurs au degré de l'essoufflement ; cette pénible sensation fait ordinairement défaut chez ceux qui ont l'habitude des grandes courses, et j'aurai, en traitant de l'*accoutumance*, à rechercher la raison d'une différence aussi marquée. Je me contente pour le moment d'en citer quelques exemples.

Le comte de Tilly, près d'atteindre la cime du Mont-Blanc, faisait 150 pas au point où de Saussure ne pouvait en faire plus de 20 à 25 sans reprendre haleine.

M. Loppé, cité par le Dr Piachaud, son compagnon de route, atteignait la cime de cette même montagne avec la plus grande facilité. Il effectuait alors sa troisième ascension.

Dans l'Himalaya le naturaliste français V. Jacquemont, les frères Schlagintweit, remarquent que l'essoufflement qu'ils ressentaient au début de leur voyage, cesse de les incommoder dans la suite, à une élévation de beaucoup plus considérable.

Jules Rémy qui, au cours de l'année 1856, atteignait successivement la cime du Pichincha (4860^{m}), puis celle du Chimboraço (6543^{m}), déclare n'avoir éprouvé dans ces deux ascensions ni gêne de la respiration, ni malaises.

En 1874, le Dr Coates, des États-Unis, parvient au sommet du volcan d'Arequipa (5650^{m}) sans souffrir le moins du monde de l'accélération respiratoire. Virlet (1) d'Aoust, qui rapporte cet exemple d'immunité, déclare que lors de l'ascension qu'il fit au Popocatepetl (4500^{m}) en 1853, il ne fut, ainsi queses nombreux compagnons, guère plus éprouvé.

L'élément féminin, lui aussi, a eu ses exceptions. Miss Lucy Walker, à la date du 26 juillet 1862, arrivait sur la calotte du Mont-Blanc sans avoir présenté durant l'ascension de troubles sérieux du côté de la respiration. Je dois dire que cette infatigable marcheuse qui dans cette journée, accomplit l'incroyable tour de force de s'élever des Grand-Mulets à la cime et de redescendre de là à Chamonix, le tout en l'espace de dix-huit heures, s'était préparée à cette ascension par deux années de grandes courses.

Plus tard, une autre Anglaise se faisait également remarquer au même lieu par la facilité avec laquelle elle respirait au sein de cet air rarefié, qui exerce sur la plupart des touristes à leurs débuts de si fâcheux effets. Miss Sratton, c'est son nom, avait, elle aussi, fait précéder cette ascension d'un sérieux *entraînement*.

Enfin, pour compléter les renseignements relatifs à cette sorte d'immunité, je dois dire qu'on l'observe chez presque tous les guides ainsi que chez les voyageurs familiarisés avec les grandes ascensions.

A quelle cause doit-on rattacher l'essoufflement?

Une théorie, fort en honneur il y a quelques années et

1. *L'Explorateur*, 1re année, 2 vol. Paris 1875.

dont un illustre et savant professeur de cette faculté, M. Gavarret, avait été le promoteur, faisait dépendre ce degré pénible de l'accélération respiratoire de la présence en excès d'acide carbonique dans le sang à la suite des contractions musculaires exagérées que nécessitait l'ascension. Cette explication se trouva bientôt reproduite dans la plupart des travaux publiés à cette époque sur le mal des montagnes. Elle repose, j'en conviens, sur un fait généralement admis et indiscutable à savoir l'augmentation du nombre des mouvements respiratoires sous l'influence des inhalations d'acide carbonique ou de l'introduction de ce dernier dans la circulation à l'aide d'injections directes dans le système veineux, telles que les pratiquait Cl. Bernard. Du reste, le calcul fort bien conduit, dont M. Gavarret l'avait accompagnée, était de nature par sa rigueur scientifique apparente à la faire admettre par des savants de mérite, tels que MM. Leroy de Méricourt et Lortet.

De toutes les explications présentées, celle-ci paraissait certainement la plus vraisemblable ; et il n'est pas douteux qu'aujourd'hui encore, malgré l'opinion contradictoire et les remarquables travaux du Dr Jourdanet, cette interprétation se trouverait être celle de la majorité des médecins, si ce dernier n'avait trouvé en M. Bert, le plus utile auxiliaire. C'est en effet, grâce aux expériences du savant professeur de physiologie de la Faculté des sciences, qu'il a pu étayer ses assertions de preuves indiscutables et ruiner définitivement l'explication basée sur l'action de l'acide carbonique. L'habile expérimentateur analysant avec le plus grand soin le sang artériel de chiens soumis à la diminution de pression et comparant ensuite les quantités de ce gaz qu'il renferme dans ces conditions avec celles obtenues chez ces mêmes animaux sous pression normale, démontre de la façon la plus évidente que l'acide carbonique a dans le premier cas diminué dans une proportion considérable. On peut s'en rendre compte par l'exposé suivant des moyennes obtenues dans un grand nombre d'expériences, pour des dépressions de la colonne barométrique analogues à celles que subit le voyageur sur les hautes montagnes.

Gaz CO^2 contenu dans 100cc. de sang artériel.

Expériences N° 1 à 4. —	Pression normale.	37cc.,7
id.	Pression moyenne de 56 . . .	33cc.,2
Expériences N° 5 à 8. —	Pression normale.	34cc.,8
id.	Pression moyenne de 45 et 44.	30cc.,2
Expériences N° 9 à 15. —	Pression normale.	40cc.,4
id.	Pression moyenne de 54c. . . .	29cc.,3

Les recherches faites sur le sang veineux démontrèrent également qu'il renfermait sous pression diminuée une quantité de ce même gaz de beaucoup inférieure à celle de la pression normale.

Dira-t-on que les conditions dans lesquelles se trouvaient ces animaux s'écartaient trop de celles du voyageur gravissant sous une égale dépression barométrique, les flancs d'une montagne, pour qu'il soit possible de conclure à l'absence d'acide carbonique en excès dans le sang de ce dernier. Je pense avec M. Bert, que cette objection n'est pas aussi sérieuse qu'elle pourrait tout d'abord le paraître, car il n'a observé, chez ceux de ces animaux qui avaient, durant l'expérience manifesté, le plus d'agitation, que de légères différences sous le rapport de l'augmentation des quantités d'acide carbonique que contenait le sang analysé. Et cependant la reproduction incessante du phénomène de l'effort durant les tentatives faites par ces animaux pour se débarrasser de leurs liens, devait être, on en conviendra, de nature à produire l'accumulation de l'acide carbonique par suite de l'entrave apportée au déversement du sang veineux dans l'oreillette droite.

Sans doute, les contractions musculaires nécessitées par l'ascension, sont plus actives que celles qui se montrent chez ces animaux, mais en considérant la lenteur de la marche dès que l'on arrive à une certaine élévation, la fréquence des haltes, je ne crois pas, étant donné les résultats des analyses de M. Bert, qu'il soit possible de conclure à une accumulation de l'acide carbonique. Tout au plus pourrait-on admettre que les quantités de ce gaz atteignent le chiffre qu'elles présentent sous pression normale.

D'ailleurs, un fait qui prouve bien que cette accélération respiratoire est indépendante de son action, c'est que nous la retrouvons à la fois, alors que la pression a considérablement diminué, et chez l'aéronaute presque immobile dans sa nacelle, et chez l'homme au repos dans le cylindre à air raréfié.

Gay-Lussac, dans son ascension du 29 fructidor an XII, remarque qu'au moment d'atteindre 7,016^{m}, terme de ce voyage, sa respiration était devenue très accélérée.

Des observations analogues se rencontrent dans presque tous les récits de voyages aériens. Celle du Dr Petard, concernant les passagers du ballon l'*Étoile polaire*, qui atteignirent le 26 avril 1873, l'élévation de 4,600^{m}, m'a paru des plus concluantes.

	Nombre des respirations à la minute	
	à terre	au-dessus de 4,000^{m}
Jobert	10	20
Penaudl.	25	45
Crocé-Spinelli . . .	40	64
Sivel	25	40
Dr Pétard.	26	35

Les chiffres élevés que l'on remarque *à terre*, et cela est surtout vrai pour Crocé-Spinelli, feraient supposer que cette partie de l'observation a été prise au milieu de l'agitation qui précédait le départ.

A Johannisberg, dans les appareils établis par le Dr Lange, Rudolph von Vivenot (1) étudie les modifications accusées par les mouvements respiratoires pour une pression de 0^{m},434 ,correspondant à une élévation d'environ 4,470^{m} au-dessus du niveau de la mer ; il arrive à des conclusions analogues à celles des aéronautes.

« Le nombre des respirations a monté chez moi de 14-15 à 18 ; chez M. de G... de 17 à 21, une autre fois, de 17-18 à 19 ; chez le Dr Lange de 15 à 21 ; chez le Dr Mittermiuer de 17, 5, à 19, 5, par minute. »

M. Bert, dans les nombreuses séances qu'il fait sous la cloche à dépression, remarque également cette accélération des mouvements respiratoires qu'il avait déjà d'ailleurs observée chez les animaux placés dans les mêmes conditions. M. Junod avait avant lui présenté des conclusions semblables.

1. *Gazette médicale de Paris*, 1868.

Les habitants des lieux élevés n'échappent pas à cette conséquence de la diminution de pression. Le Dr Armieux l'a démontré en prenant la moyenne des mouvements respiratoires de quatorze infirmiers une première fois, avant leur départ de Toulouse, la seconde, après trente-cinq jours de résidence à Barèges :

Moyenne à Barèges	20,70
Moyenne à Toulouse.	18,64
Différence en plus pour Barèges. .	2,06

Le Dr Vacher (1) arrive aux mêmes résultats :

« A Davos (1650m), où je me suis observé avec soin pendant plusieurs jours, j'ai compté 18,2 mouvements respiratoires par minute, tandis qu'à Paris je n'en compte que 16,6. »

M. le professeur Jaccoud dit encore, rendant compte de ses observations physiologiques, à la station médicale de Saint-Moritz (Engadine, 1855m).

« La fréquence de la respiration est augmentée, le nombre moyen de mes inspirations à Paris, au repos, est de 15 par minute ; il est de 19 à 20 dans l'Engadine. »

D'Orbigny au Pérou, Coindet au Mexique, Drew dans le Cachemire, constatent chez les habitants des plateaux élevés une accélération habituelle de la respiration.

Le Dr Jourdanet seul paraît être d'un avis opposé et déclare que cette fréquence plus grande des mouvements respiratoires ne s'observe que chez les personnes arrivées

1. *Le Mont-Dore*; Davos, *Étude médicale et climatologique*, Paris, 1875.

depuis peu sur les hauteurs, chez les habitants de ces régions le nombre des inspirations tendrait, au contraire, à rester au-dessous du chiffre normal. Quoiqu'il en soit de cette modification apportée à la fréquence des mouvements respiratoires par le séjour prolongé à une grande élévation, un fait se dégage néanmoins des observations précitées, c'est que toujours, même à l'état complet de repos, la respiration se montre accélérée chez les personnes non acclimatées.

Si maintenant nous voulons rechercher quelle peut être la cause de cette accélération qui se montre à la fois chez l'aéronaute, chez l'observateur dans le cylindre à dépression et chez le voyageur à une grande élévation, nous voyons de suite qu'elle ne peut être attribuée à une action mécanique de la diminution de pression, car si dans ces conditions on recourt aux inhalations d'oxygène, on voit les mouvements respiratoires diminuer de fréquence, ce qui n'aurait évidemment pas lieu si l'accélération observée se rattachait à une influence permanente comme celle dont il est question. Aussi suis-je disposé à attribuer ce phénomène à la seule raréfaction atmosphérique et cela avec d'autant plus de raison, que cette explication s'appuie sur un fait aujourd'hui généralement admis par les physiologistes et que Rosenthal avait tout d'abord mis en lumière, je veux parler du ralentissement des mouvements respiratoires et même de leur cessation complète qui s'observent, sous pression normale, chez les animaux auxquels on fait inspirer de l'oxygène.

Il est, en effet, rationnel d'admettre que si la présence en excès de ce gaz dans le volume d'air inspiré est de nature à ralentir la respiration, l'accélération de cette même fonction doit, au contraire, s'observer alors qu'il devient insuffisant.

Cette diminution de la richesse de l'air sur les régions élevées n'avait pas échappé à la perspicacité des premiers observateurs qui s'occupèrent de décrire et d'analyser les symptômes du mal des montagnes. Acosta rapporte à la *subtilité* de l'air la plupart des malaises, dont il nous a laissé une si saisissante description ; don Ulloa, peu satisfait par les explications que lui donnaient au sujet du *soroche* les habitants de la Bolivie et du Pérou, invoque à la raréfaction atmosphérique. Plus explicite, de Saussure déclare *qu'il faut suppléer à la rareté de l'air par la fréquence des inspirations;* de Humboldt revenant sur sa première explication, dit que l'air devenant moins dense, par suite de la diminution de pression, une quantité moins grande d'oxygène est reçue par le sang à chaque inspiration. Hallé et Nysten, Courtois, Boussingault, Brachet, Vogt, pour ne citer que les principaux, sont unanimes à rattacher le plus grand nombre des malaises observés à la diminution de la quantité d'oxigène dans le volume d'air inspiré. Le Dr Pravaz, lui aussi, partage cette manière de voir et complétant l'explication donnée par ses devanciers, il déclare, sans paraître toutefois comprendre toute l'importance de cette assertion, que par suite de la diminution de pression il existe sur les hautes montagnes une dissolution moins abondante de l'oxygène dans le sang. Les choses en étaient là et l'influence de la raréfaction atmosphérique paraissait établie, lorsque tout à coup, en 1851, un ingénieur, M. Payerne, éleva à son sujet une objection d'une gravité telle qu'elle semblait devoir réduire à néant toutes les théories auxquelles la moindre densité de l'air avait servi de base. Voici du reste, en quels termes s'exprimait son auteur, dans une note adressée à l'Académie des sciences :

« Sur les cimes les plus élevées auxquelles on soit parvenu, la pression égale au moins $0^m,32$ de mercure. L'air y renferme environ 125 grammes d'oxygène par mètre cube, soit 100 grammes pour 800 litres qu'un homme respire par heure. Or des expériences dont on ne saurait suspecter l'exactitude ont récemment démontré qu'un homme au repos, convertit seulement 50 grammes d'oxygène en acide carbonique. En supposant qu'au travail il en convertisse 5 et même 10 grammes de plus, il sera loin de lui manquer dans un lieu où le baromètre accuse $0^m,32$. »

L'argument était, on le voit, des plus sérieux, et bien que le plus grand nombre des observateurs eussent continué, sans en tenir compte, à reproduire les explications de Saussure, il n'est pas douteux que ces dernières auraient aujourd'hui disparu du champ de la discussion scientifique si les progrès incessants de la physiologie n'étaient venus leur fournir des preuves de nature à détruire l'objection de M. Payerne. Ces preuves, c'est à M. Bert, l'éminent professeur de physiologie de la Faculté des sciences, qu'était réservé l'incontestable mérite de les fournir. A son nom doit être associé celui de M. le docteur Jourdanet, le généreux collaborateur qui mit à sa disposition les appareils nécessaires à sa démonstration. Des expériences nombreuses furent instituées, qui consistaient à déterminer le degré d'oxygénation du sang artériel du chien dans les conditions suivantes : 1° sous pression normale ; 2° sous une diminution de pression plus ou moins considérable. Les résultats des analyses furent d'une concordance remarquable, car toutes démontrèrent qu'à mesure que diminuait la pression les quantités d'oxygène renfermées dans le sang artériel devenaient également moins considérables. Le tableau suivant des quantités moyennes de ce gaz extraites du sang artériel à des moyennes de dépressions très rapprochées, nous en fournit la preuve.

Moyennes des quantités de gaz oxygène pour 100 *vol. de sang artériel.*

Expériences N°s 1 à 4.	Pression normale.	19°,9.
	— 56^c^.	16°,9.
Expériences N°s 5 à 8.	Pression normale.	19°,7.
	— 45 à 44^c^. . . .	15°,6.
Expériences N°s 9 à 15.	Pression normale.	18°.
	— 34^c^.	10°,8.

De tels résultats non-seulement sont de nature à ne rien laisser subsister de l'objection en apparence si grave de M. Payerne, mais encore ils constituent un argument d'une immense valeur en faveur de la théorie qui rattache à la raréfaction atmosphérique la plus grande partie des symptômes du mal des montagnes.

Je dis raréfaction atmosphérique et non pas diminution de pression, car cette dernière n'a d'action que par la moindre densité de l'air, dont elle s'accompagne. Et ce qui le prouve, c'est que même sous pression normale, l'hématose se trouverait tout aussi insuffisante si la quantité d'oxygène renfermée dans l'air inspiré ne différait pas de celle qu'il contient sous pression diminuée. En un mot, la tension de l'oxygène dans le volume d'air inspiré règle la tension de ce gaz dans le sang artériel.

On pourra peut-être se demander en considérant les résultats des analyses de M. Bert, comment il se fait que l'air des hautes montagnes, qui renferme encore, malgré sa raréfaction, plus d'oxygène sous le volume d'une inspiration que nous n'en absorbons dans les conditions normales, soit en réalité insuffisant à assurer l'hématose. L'examen des conditions dans lesquelles s'effectuent sous pression normale les échanges pulmonaires est, je crois, de nature à nous fournir la solution de cette question. On sait, en effet, que dans l'acte de la respiration une quantité notable de l'oxygène contenu dans le volume d'air inspiré se trouve rejetée à l'expiration suivante sans avoir été absorbée au niveau de la surface pulmonaire. Le sang, pour parler d'une façon plus précise, n'enlève à l'air inspiré que le quart environ de l'oxygène qu'il renferme. A quoi tient cette limite d'absorption ; à une saturation de l'élément globulaire? Évidemment non, car si l'on augmente la richesse en oxygène dans le volume d'air inspiré on voit également s'accroître dans le sang les quantités de ce gaz. Il faut donc recourir à une autre explication et celle-là est, je crois, la plus rationnelle qui fait dépendre cette limite d'absorption d'un défaut de ventilation intra-pulmonaire ne permettant à l'air inspiré qu'un contact imparfait avec la surface absorbante. Il s'en suit que le sang ne pouvant prendre à ce mélange gazeux incomplètement brassé qu'une partie limitée de l'élément vivifiant qu'il renferme, se trouvera lui-même d'autant plus appauvri, que par suite de la diminution de densité de l'air à une grande élévation, s'abaissera la quantité de cet élément dans le volume de l'air inspiré.

Après cette digression qui, à juste titre, a pu paraître longue, mais que j'ai crue nécessaire pour établir à la fois et la réalité de la raréfaction atmosphérique et le rôle que je lui attribue au point de vue de la fréquence des mouvements thoraciques, je reviens à l'exposé des autres désordres présentés, au cours de l'ascension, par l'appareil de la respiration.

Oppression.

Tour à tour désignée sous les noms de, difficulté de respirer, de dyspnée, d'anxiété respiratoire, suivant l'intensité avec laquelle elle se manifeste, l'oppression ne me paraît être autre chose qu'un degré plus avancé de l'essoufflement tel qu'il apparaît sur les hautes montagnes. Elle se montre moins fréquemment que ce dernier symptôme, toutefois les citations qui suivent nous apprennent qu'elle est loin d'être rare. On peut dire, d'une manière générale, que son apparition est la règle chez tous les voyageurs qui ne jouissent pas du bénéfice de l'accoutumance.

Acosta, don Ulloa, Lacondamine et Bouguer, dans les Cordillières, Dolomieu, sur l'Etna, Bourrit, de Saussure et Bauffoy, dans les Alpes, ressentent à un degré pénible la difficulté de respirer. Cordier et Neergaard, effectuant l'ascension de la Maladetta, dans les Pyrénées, éprouvent le même malaise ; de Humboldt ne s'en montre pas exempt, dans ses voyages à l'Antisana et au Chimboraço.

Moorcroft, dans l'Himalaya, en fut douloureusement affecté et il s'en plaint plus d'une fois dans le récit qu'il a fait de ses voyages.

« Le 26 juin au matin, je partis. La montée fut très pénible à cause de la grande difficulté de respirer ; de cinq personnes une seule fut capable de m'accompagner... Je ne pouvais faire plus de cinq à six pas sans m'arrêter pour respirer. La nécessité impérieuse de s'arrêter pour respirer tous les quatre ou cinq pas ne se fit sentir que pendant l'ascension. Quand l'action impétueuse du cœur était ralentie par le repos, la difficulté de respirer disparaissait. Elle n'apparaissait pas à la descente même lorsque je courais, etc. »

En 1815, Fraser voyageant dans les mêmes régions accuse des sensations analogues :

« J'éprouvais une grande oppression respiratoire comme si je manquais d'air. Nous n'aurions certainement pas pu supporter cela longtemps. »

Quelques pages plus loin ; il dit, décrivant les manifestations variables du mal suivant les individus : « d'autres ont des douleurs dans la poitrine avec de l'oppression. »

Le capitaine Webb, dans les nombreuses excursions qu'il entreprend de 1816 à 1818, sur les hauts sommets de l'Asie centrale, se montre également très éprouvé, par cette gêne respiratoire.

Le capitaine A. Gérard (1) dit parlant du même symptôme :

» Il est digne de remarquer que les gens du Konnawr et les Tartares estiment l'altitude des passes par la difficulté de

1. *Account of Konawur in the Himalaya.* G. Lloydl, London 1841.

respirer qu'ils éprouvent en en faisant l'ascension. Il faut cependant bien noter que la difficulté de respirer n'affecte pas tout le monde également ni en même temps ; elle dépend certes dans une grande mesure de l'état de la santé... A Boorendo, j'ai eu froid et j'ai éprouvé même au repos une suffocation plus forte que cela ne m'est jamais arrivé à 19.000 pieds même en marchant... Quand on campe au-dessus de 16.000 pieds (4875 m.) la difficulté à respirer est vraiment terrible, et souvent des heures entières j'ai cru que j'allais être suffoqué. »

A partir de 4400 mètres, sur le Mont-Blanc, F. Clissold voit survenir chez les gens de sa suite un malaise analogue :

« Favret et moi étions les seuls à notre aise pour la respiration. Quant aux autres, les uns s'étendaient à plat sur la neige, les autres s'arrêtaient debout, courbés en avant et la tête basse, trouvant plus de facilité à respirer dans cette attitude. »

En 1827, à mille pieds du sommet du Mont-Blanc, MM. Felowes, Hawes et leurs guides avaient la respiration singulièrement affectée, ils ne pouvaient faire plus de six à huit pas sans s'arrêter tant était grande l'oppression qu'ils ressentaient. Auldjo et le Dr Barry, dans l'ascension qu'ils firent au même lieu, se montrèrent tout aussi éprouvés.

Boussingault, alors qu'en 1831 il renouvelait sur le Chimboraço la tentative de Humboldt, ne se montra pas plus favorisé sous ce rapport que son illustre prédécesseur.

D'Orbigny déclare avoir souffert d'une oppression extrême en traversant les Cordillières, à une élévation d'environ 4,500 mètres ; Ed. Peippig n'est pas davantage épargné sur les hauts plateaux du Chili et du Pérou ; von Tschudi dans le récit de ses excursions aux mêmes lieux se montre tout aussi affirmatif : « j'avais, dit-il, sur la poitrine, un poids énorme. »

Le voyageur allemand Spitaler dit rendant compte d'une ascension qu'il fit dans les Alpes sur le Vénediger, montagne d'environ 3,657 mètres :

« Les difficultés respiratoires allaient jusqu'à l'angoisse et arrêtèrent l'un de nous à quelques centaines de pas de la cime. »

Le père Huc, alors qu'il parcourait la haute Tartarie, semble également avoir été cruellement éprouvé par la gêne respiratoire, et il a dans la relation de son voyage, retracé en un saisissant tableau, les souffrances que lui avait causées ce malaise.

Les frères Schlagintweit, ces hardis pinniers de la science, qui s'élevèrent, dans l'Himalaya, à la hauteur la plus considérable à laquelle l'homme fût jamais parvenu, parlent d'une difficulté de respirer, d'une oppression de poitrine pouvant aller jusqu'à amener des crachements de sang.

En juillet 1858, les divers membres des missions européennes résidant à Teheran, ayant entrepris l'ascension du volcan éteint de Demavend, s'en montrent affectés à l'élévation de 5,920 mètres.

« Nous éprouvions une grande difficulté à respirer même au repos. M. Saint-Quentin, de la mission française et M. Castelle, sarde, qui nous accompagnaient étaient attaqués comme nous. »

Le professeur Ch. Martin dit, rendant compte dans la *Revue des Deux-Mondes* du 15 mars 1864 des malaises observés dans l'ascension faite au Mont-Blanc en 1844 en compagnie de Lepileur :

« La raréfaction de l'air nous forçait à marcher lentement, tous les 20 pas nous nous arrêtions essoufflés, nous touchions au but mais nous marchions lentement, la tête baissée, la poitrine haletante, semblables à un convoi de malades.

L'influence de la raréfaction de l'air se faisait sentir d'une manière pénible, à chaque instant la colonne s'arrêtait.

Bravais voulut savoir combien de temps il pourrait marcher en montant le plus vite possible : il s'arrêta au trente-deuxième pas, sans pouvoir en faire un de plus. »

L'oppression est pour le Dr Piachaud, qui publiait à la même époque la relation d'une ascension faite l'année précédente au Mont-Blanc, le plus pénible de tous les malaises observés ; elle se manifeste dès qu'on se met en marche pour cesser de nouveau quand on s'arrête. « Il est toutefois loin d'être absolu, car de nous six, je suis le seul qui l'ait éprouvé d'une manière bien marquée ; les guides ne s'en plaignaient pas et M. Loppé pouvait courir en arrivant près du sommet. »

Le vent paraît avoir sur ce symptôme une double influence, tendant à le faire disparaître alors qu'il consiste en une brise légère, l'exagérant au contraire jusqu'à production de l'angoisse la plus pénible, alors qu'il souffle avec une grande violence.

De Saussure fait sans doute allusion à son premier mode de manifestation alors qu'il dit :

« La seule chose qui me fît du bien et qui augmentât mes forces, c'était l'air froid du vent du nord. Lorsqu'en montant j'avais le visage tourné de ce côté-là et que j'avalais à grands traits l'air qui en venait, je pouvais sans m'arrêter faire jusqu'à vingt-cinq ou vingt-six pas. »

Moocroft, dans sa tentative d'ascension sur le Niti-Ghâti (Himalaya), fut loin d'être aussi favorisé et c'est, je crois, un véritable accès de suffocation qu'il faut voir dans ce fait emprunté à son récit :

« Quand je tournais le dos au vent, j'éprouvais soudain une sensation de pléthore avec des vertiges et je craignais une apoplexie ; je me mettais bien vite à terre... après quelques instants *l'anhélation diminua*, le malaise de la tête fut moins violent et je me relevai. » Cependant le malaise qu'il ressentait était tel qu'il lui fut impossible de continuer son voyage.

Lepileur éprouva sur le Mont-Blanc quelque chose d'analogue :

« Vers 4560 mètres, un vent violent du nord-ouest nous assaillit... comme nous montions en zigzag, quand nous nous trouvions avoir le vent en face pendant une rafale, j'éprouvais au plus haut degré la sensation que j'ai décrite à propos de notre première ascension au Grand-Plateau. J'avais beau me couvrir de la main le nez et la bouche, baisser et détourner la tête, je ne respirais pas plus que si j'avais été sous l'eau. J'éprouvais l'anxiété de l'asphyxie, la tête me tournait, et un peu de mal de cœur se faisait sentir. Lors même que je tournais le dos à la rafale, il me semblait que le vent faisait le vide autour de moi, et je respirais difficilement. Je fus le seul à éprouver cet effet du vent tant au premier qu'au troisième voyage. Ce surcroît de malaise dura sans discontinuer pendant un quart d'heure ou vingt minutes, je me demandais si je pourrais arriver au sommet, etc. »

Les frères Schlagintweit remarquaient, eux aussi, que dès que soufflait le vent ils étaient ainsi que les gens de leur suite, pris d'accès subits de suffocation.

Le capitaine d'état-major Mieulet (1), qui à la date du 14 juillet 1863, effectuait l'ascension du Mont-Blanc dit à ce même propos :

« Nous avancions lentement, un vent violent et glacé, soufflant du nord-est, nous empêchait de respirer. Tous les trente ou quarante pas, je m'arrêtais, aspirant l'air à pleins poumons le dos tourné à Courmayeur. »

Il n'a été jusqu'ici fait mention que de l'oppression qui survient durant la marche. Je vais maintenant exposer les cas où ce malaise a été observé à l'état de repos complet soit au cours d'une ascension de longue durée, soit encore au début d'un séjour prolongé à une grande élévation.

Moocroft que nous avons vu si péniblement affecté alors qu'il gravissait les flancs du Niti-Ghâti le fut encore à l'état de complète immobilité.

« Le 30 juin 1812, au lever du soleil le thermomètre était à 46 F... je me réveillai de très bonne heure et fus aussitôt pris de difficulté de respirer avec grande oppression au cœur, phénomènes qui disparurent après quelques

1. *Histoire du Mont-Blanc*, par Stéphen d'Arve. Paris 1878, p. 208.

respirations profondes. Comme je me rendormais la suffocation reparut et la respiration devint fort anxieuse, cependant quand l'air se réchauffa un peu cette affection diminua un peu. »

Il dit encore quelques pages plus loin :

« Le soir bien que pressé du besoin de sommeil il me fut impossible de m'endormir, à cause des étouffements qui survenaient aussitôt et *que pouvaient seules calmer quelques inspirations profondes.* »

Le Dr Ed. Clarck, dans l'ascension qu'il fit au Mont-Blanc en 1825, avait de la gêne en respirant même dans le repos absolu, il avait dans la poitrine, dit Lepileur qui rapporte ce fait, une sensation analogue à celle qui précède l'hémoptysie, affection dont il avait été atteint dans sa jeunesse ; il fut obligé au bout de quelques instants de redescendre.

Zumstein (1), dans la nuit qu'il passa à 1681 toises à son deuxième voyage sur le Mont-Rose, éprouva « une certaine oppression de poitrine qui l'empêcha de fermer l'œil de la nuit. »

D'Orbigny durant toute la durée de son premier séjour à la Paz souffrit au plus haut degré de la gêne respiratoire ; parfois même, il lui arrivait, la nuit, de suffoquer dans sa chambre.

Mistress Hervey, dans l'intéressante relation qu'elle publiait en 1853 de son voyage dans la haute Asie, revient à chaque instant sur ce malaise auquel elle dut la plus grande partie de ses tourments. L'immobilité même du

1. *Ascensions aux pics du Mont-Rose.* (Bibl. univ. t. XII, p. I, 47, 1861).

sommeil ne suffit pas toujours à l'en préserver ; je n'en veux pour preuve que ce qui lui arriva au pied de la passe de Tunglund.

« Vers onze heures du soir, l'oppression respiratoire, la suffocation furent tellement insupportables que je fus obligée de me relever de mon lit pour pouvoir respirer un peu. »

Drew décrivant les effets de l'air raréfié à Rupshu, haute vallée du Ladak sise à une élévation moyenne de 4270 à 4570 mètres, signale le même accident :

« A 14 et 15,000 pieds survient parfois ce qu'on peut appeler une attaque de respiration courte, même au repos. La première fois que j'ai visité Rupshu cela m'arrivait pendant la nuit quand j'étais couché depuis une demi-heure, mais après une semaine je surmontai cette susceptibilité et depuis je n'ai plus éprouvé, au repos, de difficulté à respirer, alors même que je campais à 2000 ou 3000 pieds plus haut.

Cause de l'oppression.

Elle ne me paraît pas différer de celle déjà invoquée, pour expliquer l'accélération des mouvements respiratoires et l'essoufflement, et je ne pense pas qu'il soit possible d'attribuer les malaises que je viens de décrire à une influence autre que celle de la raréfaction atmosphérique, ou si l'on veut mieux, de la moindre quantité d'oxygène que renferme le volume d'air inspiré. L'explication qui nous présente la difficulté de respirer comme le résultat de la présence en excès de l'acide carbonique dans le sang, perd évidemment toute sa valeur par ce que nous venons de voir de la possibilité de l'apparition de ce malaise chez le voyageur à l'état de repos dans des conditions, par conséquent, où la production de gaz acide carbonique se trouve des plus restreinte. Une autre raison qui nous permet encore d'écarter cette explication, c'est que l'oppression se montre chez l'aéronaute, dès qu'il atteint une certaine élévation, malgré l'état voisin de l'immobilité où il se trouve.

Gay-Lussac disait, rendant compte de son second voyage aérien :

« Parvenu au point le plus haut de mon ascension, à 7016 mètres au-dessus du niveau de la mer, ma respiration était sensiblement gênée, mais j'étais bien loin d'éprouver un malaise assez désagréable pour m'engager à descendre. »

Eugène Robertson, l'un des fils du célèbre aéronaute de ce nom, s'élève le 16 octobre 1826 de Castle-Garden à New-York jusqu'à 6400 mètres et accuse une respiration laborieuse et pénible.

Hobard, dont un journal de l'époque, *le Courrier français*, racontait l'ascension à la date du 6 octobre 1835, éprouvait à une hauteur à peu près égale, une grande difficulté de respirer.

Le 10 novembre 1852, deux savants météorologistes, MM. Welsch et Nicklin, et un aéronaute distingué, M. Green, ayant atteint en une heure la grande élévation de 6987 mètres, éprouvèrent une sensation analogue :

« A cette hauteur bien plus grande que toutes celles que nous avions précédemment atteintes, les effets de la diminution de pression se font davantage sentir. M. Green et moi nous éprouvâmes à un très haut degré la difficulté de respirer avec plus d'essoufflement et de fatigue après le moindre exercice. »

Glaisher, dans sa mémorable ascension du 5 septembre 1862 où il s'éleva en compagnie de Coxwell à la prodigieuse élevation de 29.000 pieds, la plus considérable à laquelle aéronaute fût jamais parvenu, s'aperçut en atteignant 5.200 mètres, que ce dernier obligé par ses occupations à prendre du mouvement commençait à avoir sa respiration gênée.

Le même fait a été observé, dans les appareils à dépression, par MM. Junod, Von Vivenot, Paul Bert, alors que la colonne barométrique s'était considérablement abaissée. MM. Sivel et Crocé-Spinelli, pendant le séjour qu'ils firent de compagnie, à la date du 9 mars 1874, dans le cylindre à dépression servant aux expériences de M. Bert, remarquèrent que l'oppression commençait à se faire sentir à partir du moment où la colonne mercurielle était descendue à 48 centimètres. Ces constatations ont à mes yeux une assez grande importance car ayant été faites à la température ordinaire elles me permettent de réfuter par avance l'objection de ceux qui pourraient voir dans l'oppression accusée par les aéronautes l'effet d'une sorte de constriction réflexe que subirait la cage thoracique sous l'action du froid intense qui règne à une grande élevation.

Je suis d'autant plus porté à croire à l'influence prépondérante de la raréfaction atmosphérique sur la production de la difficulté de respirer, que M. Bert a constamment observé la disparition de l'oppression qu'ils ressentait à une dépression considérable, dès qu'il recourait aux inhalations d'oxygène. Une remarque analogue a été faite par M. Gaston Tissandier, au cours de cette ascension du *Zenith*, qui devait avoir un dénouement si funeste. Ce gaz ayant ainsi le pouvoir de faire cesser l'oppression il est assez naturel de supposer que son insuffisance seule est le point de départ de cette pénible sensation.

Je passe maintenant aux considérations auxquelles peuvent donner lieu les différents modes de manifestation du même malaise.

On peut tout d'abord se demander, la diminution de la quantité d'oxygène contenue dans le volume d'air inspiré devant être la même, à égalité d'élévation, et pour le voyageur et pour l'aéronaute, comment il se fait que chez le dernier, l'oppression ne se montre qu'à une hauteur de beaucoup plus considérable. La considération de leur situation respective est, je crois, de nature à nous donner la raison de cette différence. L'aéronaute, en effet, durant tout le cours de l'ascension, demeure dans un état presque voisin de l'immobilité ; il n'en est plus de même du voyageur en montagne qui ne s'élève qu'au prix de contractions musculaires énergiques et soutenues.

Celles-ci entraînent, on ne l'ignore pas, une suractivité des combustions organiques et par là même une dépense plus considérable d'oxygène qui, joignant son action à l'insuffisance d'hématose du sang déterminée par la raréfaction atmosphérique, avancera le moment d'apparition de cette étrnge et pénible sensation du *besoin d'air*, désignée sous le nom d'oppression.

Il est une deuxième question que l'on peut se poser au sujet de ce malaise ; elle est relative à la fréquence assez grande de son apparition durant la nuit, ce que je m'explique par une diminution de la capacité respiratoire par suite de la gêne qu'apporte à l'excursion thoracique la station couchée. Cela étant, on conçoit que la quantité d'oxygène renfermée dans le volume d'air inspiré, déjà si réduite, deviendra insuffisante pour peu que diminue ce volume, produisant de la sorte de l'anxiété respiratoire bientôt uivie d'un véritable accès de suffocation.

Enfin une troisième et dernière considération a trait à l'influence variable du vent, suivant son mode de manifestation. La sensation de bien-être accusée par Saussure me paraît tenir à ce que le vent alors qu'il est léger a pour effet d'accroître en les condensant la richesse en oxygène des couches atmosphériques sans apporter d'entrave à l'entrée de l'air dans la poitrine à la suite de l'appel résultant de la dilatation thoracique. Le vent sévit-il, au contraire, avec assez de violence pour que sa force de translation devienne supérieure à celle de l'aspiration thoracique ou se borne à lui faire équilibre, les couches d'air auront beau renfermer sous un volume donné une quantité plus considérable d'oxygène, elles ne pourront venir au contact de la surface pulmonaire et le malheureux voyageur éprouvera, comme l'attestait Lepileur, tous les tourments de l'asphyxie.

Avant de quitter ce chapitre consacré à l'étude des troubles respiratoires à forme spéciale, que nous avons vus se produire au sein d'un air raréfié, il me reste à signaler une cause qui m'a paru contribuer puissamment à l'insuffisance d'oxygénation du sang, commune, par conséquent, à l'essoufflement et à l'oppression : je veux parler de la diminution de la capacité respiratoire qui se montre à une grande élévation chez le voyageur qui n'a pas encore acquis l'habitude des courses. Ce fait a été mis en complète évidence par les données fournies à M. Lortet ; par l'anapnaographe au sommet du Mont-Blanc. L'éminent professeur constatait en effet, que la quantité d'air inspiré et expiré, en ce lieu était moins grande qu'aux Grands-Mulets et à cette dernière station qu'à Lyon. Il remarquait en outre que le temps de la durée de l'inspiration comparé à celui de l'expiration était beaucoup plus petit au sommet de cette montagne qu'aux autres stations précitées. Dans le premier cas (Mont-Blanc) ce rapport devait être représenté par 3/2 : 5 1/2 tandis qu'aux basses attitudes (Gds-Mulets, Lyon) il devenait 4 : 5.

Cette observation isolée ne saurait évidemment, malgré le témoignage autorisé de son auteur, suffire à établir la diminution de la capacité respiratoire, mais elle se trouve confirmée par les résultats obtenus dans les appareils à air raréfié, pour des diminutions de pression correspondantes à celles éprouvées par le voyageur à une grande élévation.

Von Vivenot constate que lorsque la pression s'est abaissée à 434^{mm}, l'amplitude des inspirations a beaucoup diminué.

M. Bert arrive aux mêmes conclusions, l'expérience n CCLIV, insérée au sous-chapitre III, de son admi ble traité de la *Pression barométrique*, me paraît à cet égard des plus probantes. La capacité respiratoire maximum, représentée à la pression normale par le chiffre 17, 3 n'est plus que de 11, 8 à la pression de 430^{mm}, et de 9, 9 après une demi-heure de séjour à des pressions voisines de 420^{mm}.

En outre de cette diminution d'amplitude la respiration subit encore de notables changements sous le rapport du rhythme.

Au sommet du Mont-Blanc, dit M. le professeur Lortet, l'inspiration est d'abord brusque, mais elle ne se maintient pas et baisse d'abord assez rapidement, puis très brusquement ; l'expiration est peu étendue mais elle se maintient très longtemps avec une égale énergie, puis cesse tout à coup.

M. Bert a observé que chez les chiens soumis à une diminution de pression assez considérable, la respiration était irrégulière, souvent dicrote ; l'inspiration se dédoublait en quelque sorte en deux temps l'un thoracique, l'autre diaphragmatique.

Le Dr Pravaz, qui avait aussi constaté la diminution de la capacité thoracique, l'expliquait par une moindre élasticité de l'air qui la rendait incapable de dilater le poumon comme à son ordinaire. M. Donders a réduit à néant cette théorie en démontrant que même pour une diminution de pression supérieure à celle que l'homme ait jamais éprouvée, la force d'expansion de l'air ainsi raréfié, se trouve encore surpasser de beaucoup la tendance au retrait due à l'élasticité pulmonaire.

Il me paraît assez rationnel de rattacher ce défaut d'amplitude à l'insuffisance d'énergie contractile des muscles préposés à la dilatation du thorax, ces muscles ne recevant du sang imparfaitement oxygéné que leur apportent les artères qu'une alimentation incomplète. Il semble, disait M. le professeur Lortet, que les muscles soient enroidis et que les côtes soient serrées dans un étau.

CHAPITRE II

DÉSORDRES DE LA CIRCULATION

Comme la respiration et au même degré de fréquence, la circulation éprouve au cours de l'ascension sur les hautes montagnes, des troubles variables suivant l'altitude, l'état de repos ou de mouvement, le degré d'accoutumance et la constitution du sujet. Toutefois, comme les conséquences s'en montrent pour l'individu influencé, de beaucoup moins pénibles que celles des désordres de l'appareil respiratoire, j'ai cru devoir placer leur étude au second rang.

L'augmentation du nombre des pulsations est sans contredit la plus constante des modifications subies par l'appareil circulatoire. Elle est constatée chez presque tous les voyageurs, qu'ils doivent ou non présenter les autres manifestations du mal des montagnes. Les citations suivantes nous donneront une idée du degré de fréquence qu'acquiert le pouls dans ces conditions.

De Saussure, à qui l'on doit la première observation faite à ce sujet, nous a laissé le nombre des pulsations présentées par lui et par deux personnes de sa suite, tant à Chamonix (1050^{m}), qu'au sommet du Mont-Blanc (4810^{m})

Mont-Blanc.	4 heures après l'arrivée.	Chamonix 4 heures après le retour.
Balmat, guide	98	49
Têtu, domestique	112	60
De Saussure	100	72

Le savant genevois ayant effectué quelques semaines plus tard l'ascension du Mont-Cenis se livrait à une constatation analogue :

« A notre départ de la cime où nous nous étions arrêtés pendant deux heures, je comptai avec la montre à secondes le nombre des pulsations des artères de tous ceux qui composaient notre petite caravane et je le comptai de nouveau à notre arrivée à la poste du Mont-Cenis (les guides ayant voulu se retirer, cette observation dut être faite quelques minutes seulement après l'arrivée).

J. B. Borot, guide.	*en haut*	112	*en bas*	100
B. Boch, id.	—	112	—	96
J. Tour, id.	—	80	—	88
Têtu, domestique. .	—	104	—	100
Mon fils.	—	108	—	108
Moi	—	112	—	100
Moyenne. . . .		104 2/3		98 2/3

La moyenne donne six pulsations de plus en haut qu'en bas, pour une différence d'environ 4 pouces 2 lignes dans la hauteur du baromètre. »

Il explique la fréquence anormale de son pouls au haut de la montagne, par le mouvement continuel qu'il dut se donner.

Voici les considérations que suggérait à un célèbre voyageur, Parrot (1), l'examen de la fréquence des pulsations :

« Mon pouls au sommet du Mont-Perdu (3350^{m}) battait

1. *Ueber Beschleunigung des menslichen Pulses etc.* — *Froriep's Notizen*, Bd. X ; 1825.

110 fois à la minute et quelques jours auparavant, dans ma première tentative pour atteindre cette montagne, il battait 100 fois. Sur le haut de la Maladetta, j'avais 103 pulsations et quelques jours auparavant, à Bagnères de Luchon (628ᵐ), je n'en comptais que 70. Ces variations sont dans un rapport régulier avec celles de la hauteur ; elles concordent avec les observations que j'ai déjà faites sur mon pouls dans diverses montagnes. Ainsi mes pulsations qui sont de 70 à la minute au niveau de la mer, s'élèvent à 75 pour une hauteur de 1000ᵐ, à 82 pour 1500ᵐ, 90 pour 2000ᵐ, 95 pour 2500ᵐ, 100 pour 3000ᵐ, 105 pour 3500ᵐ, 110 pour 4000ᵐ. »

Les chiffres suivants qu'il obtenait en effectuant l'ascension du Mont-Rose, concordent assez avec la remarque que je viens d'exposer :

Plaine	70
Noversch (1594)	80
3913ᵐ.	110

L'observation suivante est de Mˡˡᵉ d'Angeville (4 sept. 1838).

Chamonix (Avant le départ, quelque peu émotionnée).	64
Gds-Mulets	70
Gd.-Plateau en marche. Puls. à intervalles inégaux.	136
M-Blanc, cinq minutes après l'arrivée	108

D'après M. Rey, le pouls habituel de cette personne était de 58 à 60 pouls.

Lepileur, dont l'intéressant mémoire renferme une étude remarquable des variations du pouls chez l'homme à l'état de santé, aux diverses heures de la journée, nous a fourni une moyenne des pulsations présentées par lui et ses compagnons dans l'ascension qu'il fit au Mont-Blanc le 27 août 1844. Les observations tant au sommet qu'au bas de la montagne ont été prises après un repos prolongé :

	Lepileur	Martin	Mugnier guide	Coutet id.	Simon id.
Chamonix . .	60	69	63.12	77.75	69.21
M-Blanc . . .	88.20	82.66	94.40	117.83	111.66

M. le professeur Lortet, dans son voyage au même lieu, obtenait durant la marche les chiffres suivants :

1050m	64	pulsations.
1500	70	—
1605	80	—
2049	108	—
3050	116	—
3932	128	—
4555	136	—
4810	172	—

Après un assez long séjour à la cime, son pouls était redescendu à 108 puls.

Calberla, au cours de son ascension scientifique au Mont-Rose, notait également avec le plus grand soin les variations du pouls sur lui-même et sur ses deux guides :

	Calberla	Peter Bohren	Peter Muller
1638m.	80	76	80
4358 en marche.	132	116	120
4695 arrivée	124	120	124
— après 1h05 de repos .	88	80	96

Je me bornerai à ces citations qui suffisent, du reste, à

établir la fréquence du pouls; quant aux autres observations que j'ai rencontrées dans les comptes-rendus de diverses ascensions, elles ne méritent pas d'être rapportées, l'absence de constatation à l'état de repos et dans la plaine, leur enlevant tout intérêt.

Quelque restreint que soit cet exposé, il va cependant nous permettre quelques considérations. C'est ainsi que se trouve démontré ce que je disais de l'inégal accroissement que présente, suivant les individus, le nombre des pulsations pour une même hauteur. Têtu, le domestique de Saussure, qui avait dans la plaine un pouls égal à celui de Lepileur, accusait à la cime 14 pulsations de plus que ce dernier, bien qu'il eût pris un repos plus prolongé de deux heures. La même différence se remarque entre les résultats fournis par Borot et Têtu, lors de l'ascension de Saussure au Mont-Cenis, puis dans l'expédition de Lepileur au Mont-Blanc, entre les pulsations du guide Simon et celles de M. le professeur Martin.

L'examen des données précédentes nous montre encore le peu de fondement de cette assertion de certains auteurs qui veulent que la différence entre le nombre des pulsations du sommet et celui observé dans la plaine, soit d'autant plus accusée que le pouls est lui-même plus fréquent à l'état normal. Ainsi Coutet, guide de Lepileur, dont la moyenne de pulsations est à Chamonix de 77 à 75, en offre à la cime du Mont-Blanc 117, 83, soit une différence de 40, 03 entre le sommet et le bas de cette montagne, tandis que Têtu, domestique de Saussure, dont le pouls est, en bas à 60 p. en présente en haut 112, soit une différence de 52 p. Même remarque au sujet de Balmat, guide de Saussure, dont le pouls est à l'état physiologique de 49 puls. et de Mugnier, guide de Lepileur, qui offre dans les mêmes conditions une moyenne de 63, 12 p. Le premier accuse une différence de 49 p., le second de 31 p. seulement. La comparaison du pouls de Saussure avec celui de son domestique nous permet encore de conclure dans le même sens.

Quant à cette régularité, en quelque sorte mathématique de l'accroissement des pulsations suivant la hauteur, que M. Parrot croit assez constante pour permettre au voyageur de déterminer par leur nombre le degré d'élévation à laquelle il se trouve, elle ne paraît pas confirmée par les données des autres observateurs. Cela se conçoit, si l'on songe aux influences nombreuses susceptibles de faire varier le nombre des pulsations et à la possibilité d'une erreur de 500 à 1000^{m}, pour une différence de 5 à 10 pulsations déterminée par l'intervention d'une cause étrangère à la diminntion de pression.

Causes de l'accélération du pouls.

Elles diffèrent suivant que l'on considère le voyageur à l'état de repos ou à l'état de mouvement.

1° *A l'état de repos.* — L'augmentation des pulsations qui se remarque à une grande élévation après un repos prolongé me paraît dépendre en grande partie de l'insuffisance de la quantité d'oxygène contenue dans le volume d'air inspiré.

Ce n'est pas à dire que le travail musculaire accompli par le voyageur avant d'atteindre le terme de son ascension, n'exerce encore sur lui, à l'état de repos, une certaine influence, mais l'accélération presque égale du pouls, que l'on observe à une hauteur correspondante chez l'aéronaute, ou encore dans l'appareil à air raréfié pour la même diminution de pression, me permet de conclure que cette influence a sur la circulation une action assez restreinte. Je ne pense pas davantage que l'action mécanique exercée par la diminution de pression, soit la cause principale de cette accélération, car, on voit dans l'appareil à dépression, alors que par suite de la diminution de pression le pouls s'est élevé, par exemple, de 60 à 90 p., on voit, dis-je, le chiffre des pulsations redescendre à 70 ou 75 p., dès que l'on recourt aux inhalations d'oxygène.

Ce gaz ne saurait évidemment rien changer aux modifications dues à l'action mécanique de la diminution de pression, et, il est rationnel d'admettre, que si son absorption au sein de ce milieu d'air raréfié a pour effet de diminuer le nombre des pulsations ; son insuffisance, dans le volume d'air inspiré, tend au contraire à augmenter ce même nombre.

Je dois ajouter, pour donner plus de valeur à cette explication, que le fait sur lequel elle s'appuie, a été constaté par M. Bert, dans tous les cas où il a fait usage sous pression diminuée, des inhalations d'oxygène.

Quant à la différence qui sépare encore le pouls observé durant ces inhalations du pouls normal, je crois devoir la rattacher à l'action évidemment secondaire de la diminution de pression. C'est, on le voit, l'explication de Saussure, mais avec cette différence énorme, que l'illustre physicien rattachait à cette cause unique l'accélération observée, tandis que son influence est à mes yeux inférieure à celle de la raréfaction atmosphérique. Il me reste maintenant à expliquer de quelle façon s'exerce son action, c'est, je crois, en permettant aux vaisseaux moins comprimés de se dilater plus activement que le liquide qu'ils renferment et de diminuer ainsi la tension artérielle par l'agrandissement du champ circulatoire. Ce serait en définitive par une diminution de la tension artérielle, qu'agirait la diminution de pression. Quant à l'influence de cet abaissement de la tension artérielle sur l'accélération de la circulation elle nous est démontrée par cette expérience de Haller, qui, appliquant le manomètre à une artère volumineuse du cheval et faisant perdre à l'animal une certaine quantité de sang, constatait, qu'à mesure que diminuait la pression intra-artérielle, le pouls s'accélérait d'une façon notable.

L'accélération de la respiration a, de son côté, une influence incontestable sur l'augmentation du nombre des pulsations, mais, sur les hautes montagnes, son action se trouve en partie combattue par la reproduction incessante du phénomène de l'effort, et aussi, par la moindre étendue de l'excursion respiratoire.

En dehors des causes d'accélération que je viens d'exposer et qui sont une conséquence nécessaire de l'altitude, il en est d'autres accidentelles et susceptibles d'exercer leur action au repos, comme durant la marche. Ce sont l'ingestion des boissons alcooliques, de café, de thé, etc., le travail de la digestion, et aussi les émotions diverses qui assaillent le voyageur au cours de l'ascension.

Le froid qui se montre sur les hautes montagnes, à une

élévation variable suivant la distance plus ou moins grande qui les sépare de l'équateur, a sur la circulation une action manifestement contraire à celle des causes que je viens d'envisager. Il tend à la ralentir et à diminuer, par conséquent, le chiffre des pulsations.

Cette influence spéciale du froid a été, du reste, depuis longtemps signalée par les navigateurs qui à diverses époques ont tenté le passage du pôle Nord et se sont vus forcés d'y séjourner, par suite de l'emprisonnement de leur navire par les glaces. Chez les Groënlandais, au dire de Blumenbach, le cœur ne battrait en moyenne que 30 ou 40 fois par minute. Les expériences entreprises par Cl. Bernard et Horwath, sur les animaux, par Scharlau, Bence-Jones, et Dickenson sur eux-mêmes, ont conduit ces observateurs à des conclusions analogues. J. Hunter qui a tenté de donner une explication de ce fait l'attribue à l'accroissement de pression déterminé dans le système artériel par la contraction des vaisseaux périphériques. Cette action du froid, dans les ascensions de montagnes, passe complètement inaperçue masquée qu'elle se trouve par celle autrement puissante des causes que nous avons vues concourir à l'accélération de la circulation. Toutefois l'influence de cet agent n'en doit pas moins être prise en sérieuse considération car son absence nous explique la fréquence plus considérable du nombre des pulsations qui s'observe, à égalité de hauteur, sur les montagnes de l'Amérique équatoriale.

2° *A l'état de mouvement.* — L'accélération si marquée du pouls durant la marche, et que nous avons vue atteindre les chiffres de 124, 136, 172 p. tient évidemment à l'intervention d'une cause nouvelle dont l'action vient s'ajouter à celle des influences déjà signalées chez le voyageur au repos.

Cette cause n'est autre que la contraction musculaire et elle me paraît agir de deux façons.

1° En rendant plus sensible, par la dépense exagérée d'oxygène dont elle s'accompagne, cette insuffisance d'artérialisation du sang, ou ce qui revient au même, l'une étant la conséquence nécessaire de l'autre, cette raréfaction atmosphérique que je disais être, en l'absence de mouvements, la cause principale de l'accélération du pouls à une grande élévation ;

2° En diminuant la tension intra-artérielle et cela par le mécanisme suivant : lorsque le muscle se contracte, tout le sang qu'il renfermait dans sa masse se trouve chassé vers les radicules veineuses, puis la contraction cessant, une quantité égale de sang artériel pénètre dans le muscle. Si, comme cela se produit dans l'ascension, la contraction porte sur un certain nombre de muscles et qu'elle se répète à de courts intervalles, elle détermine une accélération partielle de la circulation, une déplétion plus active du système artériel, et, par conséquent, une diminution de la tension du sang dans les vaisseaux de cet ordre.

Cet abaissement de la tension intra-artérielle qui a, on vient de le voir, pour conséquence l'augmentation du nombre des contractions cardiaques, est parfaitement sensible aux doigts explorant l'artère radiale du voyageur parvenu à une grande élévation. M. Lepileur l'a constatée sur lui-même et sur ses compagnons, lors de son ascension au Mont-Blanc; elle se trouve en outre établie, d'une façon irrécusable, par les tracés sphygmographiques pris, dans les mêmes circonstances, par M. Chauveau, puis ensuite par M. le professeur Lortet.

J'aborde maintenant l'interprétation d'un fait plusieurs fois signalé par des observateurs du plus grand mérite, et qui semble en contradiction avec ce que je viens de dire touchant l'accéleration du pouls. Je veux parler de ce ralentissement subit de la circulation, observé sur les hautes montagnes, chez des personnes qui quelques instants auparavant présentaient une accélération du pouls presque de moitié supérieure, à celle de l'état physiologique. On l'a vu coïncider dans tous les cas, soit avec un état nauséeux très accusé, soit encore, et ceci est vrai pour le plus grand nombre, avec des vomissements.

Zumstein, à son deuxième voyage au Mont-Rose, constatait que le chasseur de chamois qui l'accompagnait et qui avait presque perdu connaissance à peu de distance du sommet, n'avait en ce moment que 77 pulsations alors qu'il en comptait sur lui-même 101, sur un de ses guides 104, et sur son ami Vincent, qui avait également souffert, 80. Lepileur fit sur l'un de ses guides une remarque analogue et il est à supposer que le chiffre assez peu élevé des pulsations présentées par M. le professeur Martin, au sommet du Mont-Blanc, tenait à l'état nauséeux et aux vomissements qu'il éprouvait au moment de son arrivée à la cime. Du reste, ce n'est pas seulement sur les montagnes que ce phénomène a été constaté, M. Bert, dans les expériences n^{os} CCLIV et CCLVI, faites sur lui-même, dans le cylindre à dépression, voit d'une façon très nette son pouls diminuer de fréquence dès qu'apparaissent les nausées et reprendre après leur disparition le degré d'accélération antérieur. Le même fait s'observe après la saignée, alors que se produisent les nausées et les autres signes avant-coureurs de la syncope, le pouls tout d'abord accéléré du fait de la déplétion sanguine éprouve tout à coup un ralentissement notable. Ce phénomène est évidemment le résultat d'une modification spéciale imprimée à la circulation par l'état nauséeux, J. Hunter qui s'est livré à ce sujet à de nombreuses expériences, déclare qu'il se produit dans ce cas un véritable accroissement de la tension intra-artérielle par suite de la contraction des vaisseaux périphériques.

Ceci dit touchant l'accélération, j'arrive aux modifications présentées par le pouls.

Caractère du pouls dans l'ascension.

Le docteur Lepileur est évidemment dans l'erreur, en disant que sur les hautes montagnes, le pouls n'a d'autres caractères que ceux qu'il présente dans la plaine après un exercice modéré. Tout autres sont les conclusions de M. Charles Guilbert : « Le battement des artères est plus fort, celui des artères intra-crâniennes très douloureux, le pouls est vibrant à peu près comme dans l'insuffisance aortique. »

Puis celles de M. Lortet :

« Le pouls est fébrile, précipité, misérable, on sent que l'artère est presque vide et la moindre pression arrête le cours du sang dans les vaisseaux. »

De l'étude comparative des tracés sphygmographiques pris en 1866, par M. Chauveau sur lui-même et sur son guide Cupelain, à Chamonix et au sommet du Mont-Blanc, de ceux que trois ans plus tard, M. le professeur Lortet obtenait aux mêmes lieux, de ceux, en outre, que M. Forel, de Lausanne, recueillait dans son ascension au Gorner-Graat, en juillet 1873, ressortent les considérations suivantes :

La tension artérielle est faible, l'artère se remplit brusquement et se vide de même ;

Les lignes d'ascension et de descente marquant la dilatation et le retrait des parois artérielles tendant à se rapprocher et à diminuer l'ouverture de l'angle qui les sépare, la contraction brusque du ventricule gauche rend la ligne d'ascension presque verticale ;

Le dicrotisme est beaucoup plus marqué que dans la plaine et constitue une des particularités du pouls observé sur les hautes montagnes, le tracé de M. Chauveau qui présente sur chaque ligne de descente deux ondulations de dicrotisme très marquées, n'en offre qu'une seule au sommet du Mont-Blanc, mais elle est énorme. Ce tracé, dit M. Lortet, est tout à fait semblable à celui qu'on peut observer dans certaines fièvres continues, dans la fièvre typhoïde, par exemple, les modifications dont il vient d'être question se montrent chez tous les voyageurs tant qu'ils ne subissent pas l'influence de l'état nauséeux, mais dès qu'apparaît celui-ci, le tracé se modifie complètement. Ce n'est plus qu'une ligne horizontale à peine accidentée çà et là, par de petites élévations coniques. Le pouls est si misérable, dit

Lortet, que le ressort de l'instrument est à peine soulevé et les courbes dans ces conditions ressemblent tout à fait à celles auxquelles M. Marcey a donné le nom de *courbes d'algidité*. M. Lortet les a observées sur lui-même, à deux reprises différentes, une première fois, à son arrivée aux Grands-Mulets, la seconde, en atteignant la cime du Mont-Blanc. Une courbe semblable se retrouve dans les tracés de M. Forel, elle fut enregistrée au moment où ce voyageur se trouvait en puissance *du mal des montagnes.*

Palpitations. — De ce que la fréquence du pouls augmente, il ne s'en suit pas que l'on éprouve des *palpitations*, la circulation peut être en effet, des plus accélérées sans que nous en ayons conscience, les mouvements du cœur échappant par une loi en quelque sorte providentielle, à notre connaissance dans les conditions ordinaires de la vie. Il existe des *palpitations*, lorsque le cœur devient le siège d'une suite de contractions rapides, violentes, désordonnées, et de plus, douloureusement senties.

Cette pénible sensation est, comme l'attestent les citations suivantes, loin de se montrer rare au cours des voyages entrepris sur les hautes montagnes.

De Saussure en ressentit plus d'une fois la fâcheuse atteinte, durant ses nombreuses excursions dans les Alpes ; il eut surtout à en souffrir en effectuant l'ascension du Mont-Blanc. Les voyageurs qui à sa suite s'élevèrent sur la même montagne, n'en furent pas exempts, comme nous l'apprennent les relations d'un certain nombre d'entr'eux : colonel Bauffoy (1787), Clissold (1822), Dr Clarek (1825), Auldjo (1827), Dr Barry (1834), Mlle d'Angeville (1838), Lepileur (1844), etc.

Le physicien Tyndall, dans le récit de sa première ascension au même lieu, se plaint également de ce malaise. « Au sentiment de la fatigue éprouvé jusque-là se joignit un nouveau phénomène, des battements de cœur. Nous y étions incessamment soumis et ils devenaient parfois assez intenses pour faire craindre quelque danger.

A chaque repos mon cœur battait à être entendu comme je m'appuyais sur mon bâton et son calme était le signal d'une nouvelle marche en avant. »

Le moindre mouvement, dit encore M. Lortet, m'occasionnait des palpitations désagréables, d'Orbigny dans les Cordillières s'en montre également affecté. Von Tschudi, à son arrivée à la Puna du Pérou (4300m) entendait « frapper son cœur contre ses côtes. »

Je pourrais multiplier les citations, mais ce que je viens d'en dire suffit à établir la fréquence de ce symptôme. Venant à son explication, je crois devoir le rattacher à l'insuffisance d'oxygénation du sang déterminée par la raréfaction atmosphérique. Je base cette interprétation sur l'existence de ce malaise, à une grande élévation en dehors de tout mouvement et même durant le sommeil.

D'Orbigny raconte que durant son premier séjour à la Paz, il lui arrivait souvent de voir son sommeil interrompu par des palpitations. Le Dr Roulin en dit presque autant des premiers mois qu'il passa à Santa-Fe de Bogota. Zumstein, qui comme nous l'avons vu, eut à souffrir de l'oppression, durant la nuit qu'il passa sur le Mont-Rose, déclare qu'à ce malaise se joignaient de fortes palpitations. Mistress

Hervey, dans son intéressante relation, s'en plaint en plus d'une circonstance ; bien que voyageant à cheval elle s'en montre affectée presque à chaque passe, dès que l'élévation devient un peu considérable et le repos si complet de la nuit ne suffit pas toujours à l'en garantir.

Le Dr Ch. Guilbert, dans cette partie de sa thèse consacrée à la description du *soroché,* confirme les témoignages que je viens d'exposer : « au moindre effort on est saisi de palpitations violentes qu'on éprouve aussi bien à cheval qu'en marchant. La nuit même il arrive qu'on est réveillé en sursaut au milieu du sommeil le plus tranquille. »

Si la cause que j'assigne aux palpitations est bien la raréfaction atmosphérique on doit s'attendre à retrouver la mention de ce malaise, dans les comptes-rendus des ascensions aérostatiques, c'est en effet ce qui arrive.

Coxwell en note l'apparition à la hauteur de 5740 mètres, dans son ascension du 30 juin 1862 : « je percevais les battements de mon cœur..... les palpitations du cœur se faisaient violemment sentir. »

Je n'ai pas besoin de signaler la plus grande fréquence de ce symptôme durant la marche, il s'explique par la consommation plus active d'oxygène du fait des contractions musculaires.

Hémorrhagies. — La rupture des petits vaisseaux tant superficiels que profonds et l'écoulement de sang qui en est la conséquence constituent des accidents assez rares, du moins dans nos contrées. Ils semblent plus fréquents dans les ascensions des montagnes avoisinant l'équateur ; différence qui me paraît tenir à deux causes : 1° à l'élévation généralement plus grande de ces montagnes; 2° à la température plus élevée qu'y subit le voyageur, d'où résulte que la dilatation vasculaire qui se produit, comme je le démontrerai, du côté du système veineux périphérique ne se trouve plus combattue par la constriction due à l'influence du froid, comme cela s'observe, par exemple sur les Alpes.

Voyons maintenant les cas où ces accidents ont été mentionnés ; je commence par ceux relatifs aux ascensions effectuées sur les montagnes de l'Europe.

Scheuchzer, aurait au dire du physiologiste Haller (1), rapporté des cas d'hémoptysies (?) survenus durant la traversée des Alpes.

Le comte de Lusy, officier allemand, cité par le Dr Hamel vit, dans l'ascension qu'il fit au Mont-Blanc le 14 septembre 1816, trois de ses compagnons saigner du nez et un autre de la bouche.

Dans le compte-rendu (2), de l'ascension faite au même lieu, par MM. Hawes et Félowes en juillet 1827, il est également question d'hémorrhagies « à mille pieds du sommet les voyageurs rendirent du sang par le nez et presque tout le monde en cracha... Deux guides épuisés de fatigue se trouvèrent indisposés et rendirent beaucoup de sang. D'ailleurs tout le monde eut le visage gercé et perdit intérieurement du sang. »

En 1837, Atkins, effectuant le même voyage, saigna du nez à diverses reprises.

Spitaler, qui a fait un si lamentable tableau des malaises présentés par lui et ses compagnons, dans ses excursions sur des montagnes d'une élévation inférieure à 4000

1. *Elementa physologia corporis humani.* Lausanne 1761, vol. III.
2. *Nouv. ann. de voyages* t. XL. p. 265-269, 1828.

mètres, dit à propos de son ascension au Venediger « un autre en revenant eut une légère hémorrhagie pulmonaire. »

M. le professeur Martin, dans le voyage qu'en 1844, il entreprit au Mont Blanc, en compagnie de Bravais et du Dr Lepileur, constata au retour que ses urines étaient légèrement colorées par du sang. Quelques années auparavant et dans les mêmes circonstances, Mlle d'Angeville avait vu l'époque de ses règles avancée.

Les accidents que je viens d'énumérer sont les seuls qui, à ma connaissance, aient été signalés dans nos contrées ; j'arrive à ceux observés dans les autres parties du globe.

En Asie, Mistress Hervey paraît avoir éprouvé en franchissant la passe d'Haûnoo (Thibet), à une élévation de 15 à 16,000 pieds, des hémorrhagies d'un caractère assez grave : « parler seulement était un douloureux exercice qui amenait de copieuses hémoptysies. »

Gardiner, rendant compte d'une ascension effectuée en 1874, sur l'Elbrouz (Arménie), signale l'apparition d'une épistaxis, chez l'un de ses compagnons de voyage.

Les montagnes de l'Afrique entrent pour bien peu dans cette énumération, il n'existe qu'une seule observation et elle concerne le Pic de Teneriffe... Deux naturalistes français, les citoyens Riche et Blavier (1), en ayant tenté l'ascension en 1791, se virent incommodés au point de cracher le sang et durent renoncer à leur entreprise.

A l'Amérique méridionale se rattachent, comme je le disais plus haut, la majeure partie des relations dans lesquelles il est fait mention d'hémorrhagies.

1. Labillardière. — *Relation d'un voyage à la recherche de Laperouse.* Paris an VIII.

Acosta, le premier qui a décrit les symptômes du mal des montagnes, est aussi le premier qui ait éprouvé des accidents de la nature de ceux que j'envisage. Il dit en effet, rendant compte de ses malaises sur les hauteurs du Pariacaca, « je vins iusque à jeter le sang. »

Bouguer, dans son voyage au Pérou, durant les excursions faites à une assez grande élévation sur les montagnes de cette contrée, voit des hémorrhagies se produire. « Ceux d'entre nous qui avaient la poitrine plus délicate sentaient davantage la différence (de densité de l'air) et étaient sujets à de petites hémorrhagies ». Il en observait en outre, durant les trois semaines qu'il passa au sommet du Pichincha, en août 1757. « Les indiens et les domestiques que nous avions pris dans le pays eurent de violentes tranchées, ils rendirent du sang et il y en eut qui furent obligés de descendre. »

De Humbold, parvenu sur le Chimbaraço à une élévation de 5600 mètres, remarque que ses gencives saignaient non moins que celles des gens de sa suite, et que la conjonctive oculaire était chez tous sans exception gorgée de sang. Dans la lettre datée de Lima, du 25 décembre 1802, et qu'il adressait à son frère (1), il disait encore à propos de son ascension sur l'Antisana : « le baromètre baissa dans cette région élevée jusqu'à 14 pouces 7 lignes et le peu de densité de l'air nous fit jeter le sang par les lèvres, les gencives et les yeux mêmes. »

D'Orbigny en traversant les Cordillières éprouva « une forte hémorrhagie » qui, dit-il, le soulagea un peu.

1. *Ann. de Muséum* an XI (1803).

A peu près à la même époque, le voyageur allemand Pæppig arrivait à Cerro de Pasco (4350 m.), lieu réputé des plus dangereux sous le rapport des manifestations du mal des montagnes. Au nombre des accidents observés chez les personnes non encore acclimatées, il mentionne les hémorrhagies :

« Les vaisseaux capillaires de la conjonctive, des lèvres, du nez se rompent et le sang sort par gouttes. Les muqueuses respiratoire et digestive sont le siège de semblables accidents. Une diarrhée et des crachats sanguinolents sont le signe de la *veta*, à son plus haut degré d'intensité. »

Il dit encore dans une autre partie de sa description :

« Chez les personnes à peau fine et à teint clair, le sang peut sortir de la peau sans blessure, si bien que, pendant la durée de la *puna*, beaucoup n'osent pas se raser. »

Le Dr Tsehudi, au cours de ses excursions au Pérou, vit, quelques années plus tard, en traversant les Cordillières, un officier porteur de dépêches, succomber à de violentes hémorrhagies intestinale et pulmonaire. A son arrivée à la Puna glacée du Pérou, il présentait lui-même les particularités suivantes : « Mes lèvres étaient bleues, enflées, crevassées, les capillaires de la conjonctive se déchirèrent et il en sortit quelques gouttes de sang. »

Dans sa deuxième lettre relative aux phénomènes physiologiques présentés par le corps expéditionnaire du Mexique, à mesure qu'il se rapprochait du plateau supérieur, Coindet déclare qu'à partir du passage du Coimbre, au-dessus de 2000 mètres d'élévation, il remarqua une tendance des fluides du corps à se porter vers la périphérie d'où embarras de la circulation, congestions diverses, hémorrhagies cérébrales, pulmonaires, nasales, ainsi qu'il en a cité plusieurs exemples.

Ici se termine l'exposé des observations que contiennent, au sujet de ces sortes d'accidents, les récits des divers voyageurs. Avant de rechercher les causes qui peuvent les produire, je crois utile de donner quelques explications, de nature à prévenir les interprétations erronées auxquelles quelques-unes de ces observations pourraient donner lieu. C'est ainsi que les *petites hémorrhagies*, dont parle Bougner, ne sont probablement autre chose qu'un saignement des gencives, ou du nez ; que la légère hémorrhagie pulmonaire, mentionnée par Spitaler, pourrait bien être due à l'arrivée dans le pharynx, de sang provenant des fosses nasales et rejeté par expuition. Les crachements de sang ont, le plus souvent, l'une ou l'autre de ces origines, et les cas où ils proviennent réellement d'une rupture des fines ramifications du réseau pulmonaire, doivent être considérés comme exceptionnels.

Causes des hémorrhagies.

Elles diffèrent suivant le siège de ces accidents. C'est ainsi que les hémorrhagies nasales, de même que celles que l'on observe sur les gencives, durant l'ascension, me paraissent devoir être surtout attribuées à la tension passive ou stase, déterminée dans les capillaires des muqueuses pituitaire et gingivale, par la reproduction incessante du phénomène de l'effort. Ceux qui ont voyagé sur les hautes montagnes, savent combien la marche devient pénible sur ces pentes recouvertes de neige où les pieds ont peine à trouver un point d'appui. De là résulte la fréquente nécessité d'immobiliser le thorax par un acte d'expiration forcée, en vue de fournir une base résistante aux membres supérieurs, surtout au droit, dont s'aide le voyageur, pour se hisser en quelque sorte, sur son bâton ou sur son pic d'ascension.

La contraction énergique des muscles des membres inférieurs, dans l'action de gravir, s'accompagne également du phénomène de l'effort. De la compression exercée, par ce mécanisme, sur les gros troncs veineux de la cavité thoracique et en particulier sur la veine cave supérieure, résulte un engorgement des veines de la tête, auquel je rapporte la rupture des capillaires contenus dans les muqueuses gingivale et pituitaire. Cette réplétion du système veineux de la partie supérieure du corps, sur laquelle est basée mon explication, a été constatée au cours de l'ascension par nombre d'observateurs, et en particulier, par M. le professeur Lortet, qui déclare qu'à partir de 4,500 mètres « les veines des mains, des avant-bras et des tempes, sont distendues. » Les contractions musculaires exigées par le travail de l'ascension, prennent également une grande part à la production de cette congestion veineuse, et par suite à celle de l'hémorrhagie.

Quelques auteurs, au nombre desquels je puis citer les physiologistes Haller, Bouguer, Fodère (1), rattachent ces accidents à la dilatation énorme qu'éprouve le liquide sanguin du fait de la diminution de pression. D'autres attribuent cette dilatation et la rupture des vaisseaux qui en est la conséquence, non à l'action exercée par le liquide san-

1. *Essai de physiologie appliquée spécialement à la médecine pratique*, t. 1er, Avignon, 1806.

guin, mais à celle des gaz qui se dégagent de sa masse et tendent à s'échapper par les vaisseaux de la périphérie. Mussehenbroeck, Rostan, Pravaz, Hoppe (1), Guilbert, Bouchard (2), pour ne citer que les principaux, ont successivement soutenu cette théorie. Elle reposait d'ailleurs sur un fait d'expérimentation physiologique, car Mussehenbroeck, puis ensuite Hoppe, avaient observé des embolies aériennes dans les vaisseaux d'animaux rapidement soumis à une diminution de pression considérable. Mais en appliquant les résultats de ces expériences aux voyageurs en montagnes, ces savants ne s'étaient pas rendu compte de la différence énorme qui existe, sous le rapport de la durée et de l'étendue, entre la diminution de pression que subissent ces derniers et celle à laquelle ils soumettaient les animaux en question. Tout au plus cette explication pourrait-elle convenir aux hémorrhagies observées chez les aéronautes enlevés en quelques minutes à une grande élévation, et encore ces dernières sont loin d'être fréquentes, car je n'ai pu en relever que quatre cas dans les annales de la navigation aérienne. Celui de Robertson qui, dans l'ascension qu'il effectuait à Hambourg en juillet 1803, vit survenir une *légère hémorrhagie* (probablement une épistaxis), alors que le baromètre s'était abaissé à 12 pouces et quelques lignes. Celui du Dr Grassetti qui « saigna du nez » lors du dramatique voyage où, parti de Boulogne dans la nuit du 7 au 8 octobre 1803, en compagnie du comte Zambeccari et de Pascal Andreoli, il fut jeté à la mer et faillit périr,

1. *Muller's archiv.*, 1857, p. 63-73.

2. *Pathogénie des hémorrhagies.* Thèse d'agrégation de la Faculté de Paris, 1869.

ainsi que ses compagnons. Celui de la veuve Blanchard qui, dans une ascension faite à Turin, le 26 avril 1812, éprouva « une forte hémorrhagie au nez », alors que le baromètre était descendu à 12 pouces 3 lignes.

Le dernier, plus connu, se rapporte à l'une des deux malheureuses victimes de la catastrophe du *Zénith*, Crocé-Spinelli. On sait, en effet, que cet infortuné fut trouvé, au moment de l'attérissage du ballon, les narines et la bouche, pleines de sang. Rien de semblable ne fut constaté chez Sivel qui avait, lui aussi, payé de sa vie son audacieuse tentative, ni chez Gaston Tissandier, le seul survivant de cet horrible drame. Il en avait été d'ailleurs de même, dans la mémorable ascension effectuée à la date du 5 septembre 1863 par Glaisher et Coxwell, bien que ces deux intrépides aéronautes eussent dépassé la prodigieuse élévation de 29.000 pieds. Aussi, suis-je porté à croire, que même dans les voyages aériens qui se sont accompagnés d'hémorrhagies, l'explication précitée ne saurait être invoquée avec quelque apparence de raison, et que le froid intense qui sévit à une grande élévation, le défaut d'intégrité des organes respiratoires (Crocé-Spinelli était très sujet aux bronchites), l'accélération des battements de cœur, et peut-être aussi, l'accroissement d'énergie de son impulsion, pourrait revendiquer, à plus juste titre, la production de ces accidents. Leur absence, dans les nombreuses expériences faites dans les appareils à dépression, par Von Vivenot, les docteurs Lange et Mitternaïer, Paul Bert, Crocé et Sivel, et dans lesquelles ces expérimentateurs se soumirent eux-mêmes à une diminution de pression considérable et identique, sous le rapport de la rapidité de son action, à celle que subissent les aéronautes, me confirment dans cette manière de voir. Si maintenant j'envisage les conditions dans lesquelles s'accomplissent les ascensions sur les hautes montagnes, si je considère le temps considérable qui sépare le début de la décompression du moment où elle atteint sa limite, je n'hésite pas à conclure que cette hypothèse d'un dégagement de gaz, déjà douteuse pour l'aéronaute, devient pour le voyageur, tout à fait inadmissible. Il en est de même, de cette autre explication qui rattache la rupture des capillaires à la dilatation excessive que doit subir la masse sanguine sous l'influence de la diminution de pression ; elle me paraît, en effet, suffisamment réfutée par le fait de la diminution de tension artérielle que l'on observe sur les hautes montatagnes.

Faut-il, en outre de la congestion passive, à laquelle j'attribue, comme on l'a vu, le principal rôle, dans la production des hémorrhagies, invoquer cette augmentation d'énergie de l'impulsion cardiaque, que révèle, en dehors de l'état nauséeux, le caractère bondissant du pouls ?

Je ne suis pas éloigné de le croire, et de rattacher à cette force de propulsion anormale de l'ondée sanguine ces hémoptysies parfois observées au cours de l'ascension, chez des personnes à complexion délicate ou dont les organes pulmonaires ne jouissaient plus de leur parfaite intégrité.

Quant aux accidents analogues signalés du côté de la vessie, de l'utérus ou de l'intestin, ils pourraient bien être le résultat d'une dilatation réflexe des vaisseaux qui se rendent à ces parties, à la suite de l'impression du froid sur es téguments.

Cyanose. — Fréquemment observée à une grande élévation, elle se caractérise par une teinte d'un bleu violacé, parfois noirâtre, des parties du corps exposées à l'air, telles que les mains, le visage, le cou, etc. Le Dr Barry, dans son ascension au Mont-Blanc à la date du 17 septembre 1834, constate l'apparition de ce phénomène chez lui-même et chez ses guides et le mentionne dans son récit.

Lepileur dit à ce même sujet : « En arrivant au Grand-Plateau, le porteur Cachat, dont le visage est habituellement injecté, était fortement cyanosé. Nous présentions tous quelque chose de semblable, mais à un moindre degré. »

Son assertion se trouve confirmée par celle du capitaine Mieulet (ascension au Mont-Blanc, 14 juillet 1868).

» Je voyais mes guides prendre une teinte noire et livide, c'est un commencement d'asphyxie. »

Et encore par le témoignage de M. le professeur Lortet, qui dit en parlant des phénomènes observés au même lieu à partir de 4500 mètres : « la face est pâle avec une légère teinte de cyanose. »

Le même fait a été signalé par les aéronautes Glaisher et Coxwell ; au moment où ils atteignaient 8000 mètres, ils avaient les lèvres bleuies et les mains presque noires. Crocé-Spinelli et Sivel, parvenus à l'élévation de 7000 mètres, dans leur ascension du 23 mars 1874, remarquent que « la face était devenue très rouge et les muqueuses presque noires. » Gaston Tissandier, dans l'émouvant récit qu'il a fait de cette ascension du *Zénith* à laquelle la mort des deux savants que je viens de citer devait donner une si triste célébrité, fait également mention de cette coloration cyanotique des téguments.

Ce que l'on sait des basses températures rencontrées à ce degré d'élévation, et de l'influence du froid sur la production de ce phénomène, serait de nature à le faire rattacher à la seule intervention de cet agent. Son action n'est cependant que partielle, et il faut lui joindre celle au moins tout aussi puissante de la raréfaction atmosphérique. Cette explication est basée sur une importante remarque faite par M. Bert, durant l'expérience où MM. Crocé-Spinelli et Sivel s'étaient soumis dans son appareil, à une énorme diminution de pression.

Bien que la température du milieu d'air raréfié, au sein duquel se trouvaient les deux aéronautes, fût encore assez élevée, certaines parties du visage, les oreilles surtout, avaient pris une teinte livide assez accusée qui disparut tout à coup dès qu'ils eurent fait usage des inhalations d'oxygène. Preuve évidente que cet état de cyanose n'était que le résultat d'une insuffisance d'oxygénation du sang, due à la raréfaction atmosphérique.

J'ajoute que chez le voyageur en montagnes la congestion veineuse des parties supérieures du corps, ne peut que contribuer à accroître ce changement de la coloration tégumentaire.

CHAPITRE III

DES DÉSORDRES DU SYSTÈME DIGESTIF.

Je range sous ce titre l'inappétence, le dégoût pour les aliments, les nausées, les vomissements, la constipation, les modifications de l'urine et enfin la soif généralement éprouvée au cours de l'ascension.

1° *Inappétence.* — Son apparition est la règle ; elle se montre plus ou moins accusée, ne se révélant chez les guides et chez les voyageurs qui ont acquis l'habitude des courses que par une légère diminution de l'appétit ; elle s'accompagne dans presque tous les cas d'un état saburral de la langue. Quant aux assertions de certains voyageurs qui comme le comte de Tilly auraient manifesté un appétit dévorant, on ne doit les admettre qu'à titres de rares exceptions.

Voici d'ailleurs quelques-unes des observations qui établissent la fréquence de ce symptôme :

De Saussure, à la hauteur du Mont-Blanc, constate chez lui-même et chez ses guides une absence complète d'appétit ; déjà sur le Buet, montagne de moyenne élévation (3110^{m}), il avait, dans une ascension antérieure, fait la même remarque.

Les voyageurs qui lui succèdent sur la cime du Géant des Alpes, colonel Bauffoy (1787), Lusy (1816), Malazeuki (1818), se montrent tout aussi affirmatifs.

Le capitaine Webb, rendant compte de ses excursions dans l'Himalaya de 1816 à 1818, dit à ce même sujet : « Tout le monde se plaignit de perte d'appétit pendant plusieurs jours après notre arrivée à Nitée. »

Zumstein, lors de son ascension au Mont-Rose, à la date du 31 juillet 1820, voit son appétit disparaître à l'élévation de 4210 mètres.

Deux ans après, à 3100 mètres, sur le Mont-Blanc, F. Clissold fait la même remarque. Le capitaine Scherwill déclare, dans le compte-rendu de son voyage au même lieu, qu'en revenant de la cime pour coucher aux Grands-Mulets, les sept guides qui l'accompagnaient « hommes forts et robustes, n'avaient mangé entre eux qu'une livre et demie de pain et deux poulets. »

L'inappétence survient encore chez le Dr Barry dès qu'il atteint 3657 mètres. Lepileur et Martin l'éprouvent en arrivant aux Grands-Mulets. Les Drs Kolb (1863), Piachaud (1864), Lortet (1869) mentionnent également cette particularité.

Comme on peut en juger par ce qui précède, le degré d'élévation à laquelle apparaît ce phénomène, se montre des plus variable suivant les individus. On peut dire toutefois qu'il se produit généralement sur le Mont-Blanc, au voisinage du Grand-Plateau, c'est-à-dire vers 3932 mètres.

Le séjour prolongé à une grande élévation est marqué par le retour de l'appétit chez les voyageurs qui, au moment de leur arrivée, déclaraient éprouver pour les aliments une indifférence complète. C'est l'observation que faisait de Saussure durant les seize jours qu'il passa au col du Géant, en compagnie de ses guides, en juillet 1788.

« La faim nous paraissait plus impérieuse, mais nous étions plus facile à rassasier et nos digestions paraissaient se faire plus promptement que dans la plaine. »

Comme la plupart des autres symptômes, l'inappétence tend à disparaître par suite de l'habitude des grandes courses.

Nous avions tous la langue blanche, dit Lepileur à propos des quelques heures passées au sommet du Mont-Blanc, mais celle des guides l'était moins que la nôtre et leur appétit n'était pas, comme le nôtre, complètement ou presque complètement nul.

Clissold observait avant lui qu'il n'avait dans les mêmes circonstances aucun appétit tandis que ses guides n'avaient pas complètement perdu le leur.

M. le professeur Lortet, parlant de sa deuxième ascension au même lieu, fait observer qu'elle a été accompagnée de moins d'inappétence que la première et qu'il a pu manger sans inconvénient, une fois parvenu à la cime, ce qu'il n'avait pu faire dans son premier voyage.

Dans quelques cas, il existe non-seulement une indifférence complète pour les aliments mais encore la vue et l'odeur de ces derniers suffisent pour inspirer un insurmontable dégoût.

C'est ce qu'observait Pictet à la hauteur de 2700 mètres, alors qu'en compagnie de Saussure, il effectuait l'ascension du Buet. Auldjo faisait la même remarque à la cime du Mont-Blanc.

Lepileur que nous avons vu manifester de l'inappétence à son arrivée aux Grands-Mulets, éprouvait en outre, ainsi que son ami, M. le professeur Martin, une aversion profonde pour la viande. Rien de semblable ne se produisit à leur second voyage, car tous deux en arrivant au même lieu mangèrent avec plaisir.

Nausées. — Elles se montrent assez fréquemment.

Les guides qui accompagnaient de Saussure au Mont-Blanc, eurent dans la soirée précédant la nuit qu'ils passèrent au Grand-Plateau, des maux de cœur et des nausées.

De Humboldt, lors de sa tentative d'ascension au Chimboraço, éprouva le même malaise.

Fraser les observa, chez les gens de sa suite, en traversant la chaîne de l'Himalaya et lui-même n'en fut pas exempt.

Le capitaine Scherwill, dans le récit de son ascension au Mont-Blanc, dit avoir éprouvé beaucoup de nausées dès qu'il eut dépassé la hauteur du Grand-Plateau ; il en fut de même de Auldjo. Sur le Grand-Plateau même, un des guides de Lepileur en fut incommodé toute une après-midi.

Suivant Ch. Guilbert, chez quelques individus qui ne se montreraient nullement gênés pour respirer, les nausées constitueraient le premier mode de manifestation du mal des montagnes : « On éprouve d'abord des nausées accompagnées de crachotements très significatifs. »

M. le professeur Lortet dit, à ce même sujet, rendant compte des phénomènes observés, alors qu'il était sur le point d'atteindre la cime du Mont-Blanc : « Nul ne vomit, mais nous avions tous le cœur sur les lèvres. »

C'est surtout dans le cours de la marche et principalement lorsque celle-ci devient laborieuse, que se montrent les nausées ; on les a néanmoins constatées dans l'immobilité.

« Lorsque, dit Lepileur, j'apportais une grande attention à l'observation de quelques instruments, quand par exemple, je lisais un thermomètre placé sur la neige, quand je me trouvais dans une position où la respiration était gênée, j'éprouvais une sensation nauséeuse qui durait à peine une ou deux secondes. »

De Saussure avait déjà fait une remarque analogue.

Grand nombre d'observateurs qui avaient eu, au cours de leurs voyages, à subir les fâcheux malaises du mal de mer, lui comparent volontiers l'état nauséeux qu'ils éprouvaient sur les montagnes.

Acosta, dans l'exposé des souffrances endurées par lui sur les hauteurs du Pariacaca, parle de malaises et de crampes d'estomac que l'on peut comparer au mal de mer.

D'Orbigny, à 4550 mètres dans les Cordillières, accuse des maux de cœur analogues à ceux que produit le mal de mer.

Comme pendant le violent mal de mer, dit Pæppig, l'esprit est abattu, les sens émoussés, le dégoût et un découragement hypochondriaque, transforment d'une manière extraordinaire les plus robustes, les plus vivants, les plus courageux.

Lepileur établit le même rapprochement, il trouve encore dans les troubles qui se montrent du côté des voies digestives durant les accès de migraine, un autre terme de comparaison.

Mistress Hervey dit également : « J'avais de terribles nausées dont la force épuisante ne peut être comparée qu'à celles du mal de mer. »

Vomissements. — Ils constituent le degré le plus avancé

de cette série de désordres, et se montrent, par conséquent, moins fréquents. On ne les observe presque jamais chez les guides, et chez les voyageurs, qui, comme eux, se sont familiarisés avec les grandes courses.

Acosta en franchissant les Cordillières fut cruellement éprouvé et c'est en termes saisissants qu'il nous dépeint ses malaises : « Je fus épris de telle douleur de sanglots et de vomissements que je pensay jeter et rendre l'âme. D'autant qu'après avoir vomy la viande, les phlegmes et la colère, l'une jaune et l'autre verde, je vins uisque à jeter le sang. »

De Saussure fut aussi témoin de semblables accidents. « On voit d'ailleurs des hommes très vigoureux saisis constamment à une certaine hauteur par des nausées, des vomissements, etc. »

Le colonel Bauffoy, qui arrivait à la cime du Mont-Blanc sept jours après l'illustre savant genevois, confirme en ces termes, le témoignage de ce dernier.

« Beaucoup d'entre mes guides étaient dans la plus triste situation ; épuisés par des vomissements excessifs ils semblaient avoir perdu la force du corps avec celle de l'esprit. »

Déjà avant eux, dans son voyage au Pérou, Bougner avait signalé cette perturbation des fonctions digestives : « plusieurs d'entre nous lorsque nous montions étaient sujets aux vomissements. »

« Le Dr Lepileur, dans son ascension au Mont-Blanc, en observait également les effets chez son compagnon et ami, M. le professeur Martin : « M. Martin un instant après son arrivée à la cime fut pris de nausées et vomit quelques grains de raisin sec qu'il avait mangés une heure auparavant. Le vomissement le soulagea, il comparait son malaise au mal de mer. Couché il ne souffrait presque pas mais le mouvement et la station ramenaient les nausées. Une heure après il était déjà mieux mais au bout de deux heures le malaise cessa complètement, il but un peu de vin mais ne voulut pas manger. »

Pareil accident arrivait, dans les Cordillières, au voyageur français de Castelnau, alors qu'il franchissait le col de la Vinda (4720 mètres) : « à peines étions-nous arrivés au petit établissement de Casacancha, que descendant de cheval, je me sentis pris de soroché dont je n'avais pas éprouvé les effets jusque-là ; j'eus d'abondants vomissements de bile et j'éprouvai tous les symptômes du mal de mer auquel je suis très sujet. »

Ch. Guilbert les compte au nombre des malaises engendrés par l'ascension : « après les nausées viennent des vomissements souvent très pénibles et qui augmentent les douleurs de tête. »

M. Lortet raconte qu'à l'arrivée sur la cime du Mont-Blanc, son compagnon de voyage fut pris de vomissements qui ne cessèrent que lorsqu'il fut redescendu au Grand-Plateau : « son estomac était vide, aussi ne rendait-il que des matières bilieuses ou glaireuses avec des efforts très pénibles. Rien ne put arrêter ces vomissements, il ressentit toutefois un peu d'amélioration par l'ingestion de quelques fragments de glace. »

Ces malaises établis j'arrive à la partie théorique, réunissant dans une commune explication tous les désordres du système digestif précédemment exposés, car ils me paraissent dépendre d'une même cause, l'insuffisance d'oxygénation du sang. On ne peut, en effet, songer à les rattacher à une accumulation d'acide carbonique dans ce liquide, après ce qui a été dit des expériences si concluantes de M. Bert. D'ailleurs, celles-ci n'existeraient-elles pas, que cette interprétation n'en serait pas moins inadmissible, puisque les vomissements ont été observés même chez des personnes qui, comme Acosta, de Castelnau, Mistress Hervey, voyageaient à cheval, dans des conditions par conséquent, où la production de ce gaz se trouvait être des plus restreinte. M. Bert les observait en outre chez les animaux placés avec lui dans le cylindre à dépression tandis qu'il éprouvait lui-même des nausées, et que M. Sivel dans les mêmes circonstances accusait un dégoût marqué pour les aliments. J'ajoute que le même fait a été signalé dans les ascensions aérostatiques. Glaisher à son premier voyage se trouvait incommodé à l'élévation de 6168 mètres, par un état nauséeux assez prononcé : « j'éprouve un malaise général analogue au mal de mer, quoiqu'il n'y ait ni roulis ni tantage dans le ballon. »

Ces malaises sont, ai-je dit, la conséquence d'une insuffisance d'oxygénation du sang, je base cette explication sur ce fait que M. Bert et les autres expérimentateurs qui les avaient éprouvés dans les conditions que je viens d'exposer, les virent constamment disparaître dès qu'ils avaient recours aux inhalations d'oxygène ce qui permet de supposer que la diminution des quantités de cet élément dans le volume d'air inspiré était la véritable cause de leur production.

D'autres explications ayant été présentées à ce même sujet il convient de les examiner et d'en discuter la valeur.

M. Maissiat (1) déclare qu'il se produit sous l'influence de la diminution de pression une dilatation des gaz intestinaux assez considérable pour venir comprimer l'estomac et donner ainsi naissance aux accidents signalés.

Les expériences faites par M. Bert sur lui-même dans le cylindre à dépression, vont me permettre d'opposer à cette théorie une première objection ; cet observateur nous apprend, en effet, que sous une diminution de pression considérable, il voyait survenir en même temps que des nausées, un gonflement très marqué de l'abdomen.

Recourait-il aux inhalations d'oxygène, ces nausées disparaissaient, elles auraient dû cependant persister, ce gaz n'étant évidemment pas de nature à modifier en rien le ballonnement intestinal.

Autre objection, et qui me paraît devoir rester sans réponse ; Crocé-Spinelli et Sivel, dans le cylindre à dépression eurent tous deux des nausées, et cependant ni l'un ni l'autre ne présentèrent du tympanisme bien que la colonne barométrique se fût abaissée à 30c,4.

Ce phénomène n'a été en outre qu'exceptionnellement signalé par les voyageurs en montagnes, il ne l'a pas été davantage par ceux qui furent incommodés jusqu'à éprouver des vomissements. Sans nier que le ballonnement puisse contribuer à la production des malaises observés et en particulier du vomissement, je crois pouvoir conclure, contrairement aux assertions de M. Maissiat, qu'il n'en est pas la cause habituelle.

Le Dr Lepileur, malgré l'adhésion accordée à la théorie

1. *Études de physique animale.* Paris 1843.

que je viens de réfuter, avait cependant reconnu qu'elle ne pouvait s'appliquer à tous les cas, aussi le vit-on proposer une nouvelle explication.

Les désordres précédemment exposés se rattachaient selon lui, en majeure partie, à une congestion de l'appareil digestif tout entier et en particulier de l'estomac. Or, rien ne prouve cette congestion, j'ai même lieu de croire qu'elle fait habituellement défaut, puisqu'au lieu des selles fréquentes et liquides dont elle devrait, ce me semble, s'accompagner, c'est de la constipation que l'on observe le plus ordinairement au cours du voyage.

Les frères Sehlagintweit attribuent au vent une part très grande dans la production de ces désordres, comme on peut juger par les lignes suivantes empruntées à leur relation :

« Quand nous étions occupés aux observations nous prenions peu ou point d'exercice de corps, quelquefois pendant trente-six heures, et nos domestiques encore moins que nous. Et cependant il arriva souvent, vers les hauteurs qui n'excédaient pas 17,000 pieds, que le vent de l'après-midi ou du soir nous rendait assez malades pour nous faire perdre tout goût à la nourriture ; on ne pensait même pas à préparer le dîner. Dans la matinée, quand le vent ne soufflait plus, l'appétit revenait généralement, nous étions moins malades le matin que le soir, ce qui doit évidemment tenir en partie à ce que les fortes brises s'élèvent plus généralement dans la seconde moitié du jour. »

Quelque singulière que puisse paraître cette explication elle a cependant une réelle valeur, mais elle est incomplète, ces observateurs d'ailleurs, si sagaces, ayant omis de nous dire de quelle façon agissait le vent. C'est à mon avis, en augmentant l'insuffisance d'oxygénation du sang, et cela par le mécanisme que j'expliquais à propos de l'oppression, c'est-à-dire, en diminuant le volume d'air inspiré.

Il me reste pour compléter ce qui a trait à l'explication que j'ai donnée de ces malaises à signaler l'influence que suivant MM. Lepileur et Tyndal les conditions mauvaises du voyage exerceraient sur leur production. Comme eux, je pense que la nuit sans sommeil qui précède l'ascension lorsque celle-ci ne peut en raison de sa longueur être effectuée en une seule journée, que les fatigues de la marche, que la mauvaise qualité des aliments ou le défaut d'une alimentation suffisamment réparatrice, que les excès de tout genre et surtout l'abus des boissons alcooliques avant ou pendant le voyage sont de nature à favoriser l'apparition de ces malaises et qu'ils ne peuvent qu'augmenter les fâcheuses conséquences de la raréfaction atmosphérique.

Soif. — Rares sont les voyageurs qui n'ont pas eu à subir les tourments engendrés par le désir insatiable des boissons ; on les trouve même signalés par ceux qui, grâce à l'accoutumance, ont pu jouir d'une immunité presque complète à l'égard des autres symptômes du mal des montagnes.

De Saussure et ses compagnons éprouvaient à la hauteur du Grand-Plateau une soif ardente. « Nous ne partîmes que tard, parce qu'il fallut faire fondre de la neige pour le déjeuner et pour la route ; elle était bue aussitôt que fondue, et ces gens, qui gardaient religieusement le vin que j'avais fait porter, me dérobaient continuellement l'eau que je mettais en réserve. » Cette sensation pénible continua à se faire sentir durant les quelques heures qu'ils passèrent à la cime. « Il n'y avait que l'eau fraîche qui fit du bien et du plaisir. »

Le colonel Bauffoy (1) ne fut pas plus épargné :

« La soif depuis que nous étions arrivés dans les régions supérieures de l'air était devenue insupportable, à peine avais-je bu que ma bouche était sèche.

Le Dr Hamel, qui survécut à l'horrible catastrophe qui, en 1820, emportait trois de ses guides dans le torrent d'une avalanche, déclare qu'en arrivant au Grand-Plateau, il avait soif à chaque instant.

Zumstein sur le Mont-Rose, de Sayve, sur l'Etna (1821) se plaignent du même besoin ; F. Clissold s'en montrait affecté alors qu'il atteignait sur le Mont-Blanc l'élévation de 3100 mètres. Le capitaine Scherwill effectuant en 1825 l'ascension de la même montagne assure qu'à partir des rochers nommés les Grands-Mulets, la soif devint intolérable pour lui et les gens composant sa nombreuse escorte « on ne pouvait plus parler sans prendre de la neige pour se rafraîchir la gorge et humecter le gosier. »

Auldjo (1827), le Dr Barry (1834), dans le récit de leur ascension au même lieu, confirment par leur propre témoignage, les assertions de leurs devanciers.

Atkins qui en 1837 entreprenait le même voyage en fait aussi mention : « J'avalais de temps en temps une gorgée de vinaigre pour tempérer cette soif qui dévorait mes entrailles. »

1. Thomson's, *Annals of philosophy*, vol. IX ; 1817.

Ce ne sont pas là d'ailleurs des attestations isolées et je puis citer à l'appui de ce que je disais plus haut de la fréquence de ce malaise des témoignages d'une autorité incontestable, tels que ceux de MM. Lepileur, Bravais, Martin (1844), du Dr Kolb (1863), du Dr Piachaud (1864), de MM. Lortet et Marcet (1869).

Je signale en terminant l'exception présentée par le comte de Tilly (1834) qui paraît avoir joui d'ailleurs d'une remarquable immunité à l'égard des autres manifestations du mal des montagnes.

L'apparition de ce symptôme au cours de l'ascension ainsi demontrée et son degré de fréquence établi, je vais rechercher les causes qui peuvent le produire. Je les crois au nombre de deux : 1° l'évaporation cutanée ; 2° la transpiration pulmonaire.

Évaporation cutanée. — Elle se manifeste sous deux formes différentes. On voit dans un premier cas des gouttelettes liquides apparaître à la surface de la peau et mouiller la chemise, on dit alors qu'il y a production de *sueur* ; dans le deuxième cas, au coutraire, rien dans l'aspect extérieur de la peau ne vient relever l'élimination de liquide dont cette surface est le siège. Ce dernier mode d'évaporation que l'on a désigné sous le nom de *transpiration insensible* et qui est en dehors des mouvements exagérés, le mécanisme ordinaire par lequel l'économie tend à se débarrasser de l'excédant de la chaleur développée par les combustions organiques, a été parfaitement mis en lumière par M. Béclard, l'éminent professeur de physiologie de cette Faculté. Il a démontré en effet qu'en entourant une partie du corps telle que, par exemple, l'avant-bras d'une enveloppe imperméable, on ne tardait pas à voir des gouttes de sueur apparaître à la surface interne de cette dernière, de même que sur la partie extérieure des téguments. Or, dans l'ascension d'une haute montagne, ces deux modes d'évaporation s'unissent pour soustraire au corps du voyageur une quantité considérable de liquide. Dans la première portion du trajet la sueur se montre abondante et la température du milieu extérieur est généralement alors assez élevée.

Mais lorsque le voyageur a depuis un certain temps dépassé la limite des neiges éternelles, la constriction exercée par le froid sur les vaisseaux qui se rendent aux glandes sudoripares, restreint jusqu'à la faire disparaître la production de la sueur qui se trouve alors remplacée par la transpiration insensible. Ce changement dans le mode d'élimination du liquide ne survenait sur les montagnes voisines de l'équateur qu'à une élévation beaucoup plus grande, il est bien évident que les pertes se montreront là plus sensibles et la sensation de la soif plus intense et aussi plus hâtive. Deux circonstances en dehors des mouvements tendent, dans cette deuxième portion du trajet, à rendre la transpiration insensible de beaucoup supérieure à ce qu'elle est dans la plaine : c'est d'une part l'état de sécheresse de l'air, qui augmente comme on le sait, à mesure que l'on s'élève ; de l'autre la diminution de la pression atmosphérique dont l'influence sur l'activité de l'évaporation nous est connue. Je dois également signaler, comme agissant dans le même sens, une cause dont l'apparition est moins constante, mais alors qu'elle se produit, imprime à l'évaporation une activité incontestablement plus énergique :

je veux parler du vent. Il agit en chassant du voisinage de la peau, les couches d'air plus ou moins saturées de vapeur qui tendraient par leur séjour à restreindre l'élimination dont elle est le siège.

2° *Transpiration pulmonaire.* — Le sang, lors de son passage dans le réseau pulmonaire, dégage une certaine quantité de vapeur d'eau provenant à la fois et des liquides introduits dans sa masse par l'ingestion des boissons et des aliments, et aussi, mais pour une faible part, de l'eau résultant des réactions de l'oxygène de l'air inspiré sur l'hydrogène des tissus. Cette quantité s'unit à celle contenue dans le volume d'air inspiré et venant du milieu extérieur ; à chaque inspiration, il est rejeté de ce mélange autant d'eau que peut en contenir à l'état de saturation, pour la température qu'il possède (en moyenne 35°), le volume d'air expiré. M. Béclard estime en moyenne à 500 gr. la quantité de liquide que l'homme perd par cette voie, dans les vingt-quatre heures. Sur les hautes montagnes ce chiffre, d'ailleurs essentiellement variable, se trouve considérablement augmenté et cela pour les raisons suivantes. Si chaque volume d'air expiré se trouve constamment saturé de vapeur à la température qu'il possède, il est bien évident que les mouvements respiratoires devenant plus fréquents comme cela s'observe au cours de l'ascension, les volumes d'air expiré en un temps donné, et par suite les quantités d'eau éliminée se trouvent notamment accrus. Toutefois cette augmentation de l'exhalation pulmonaire, sous l'influence de l'accélération des mouvements respiratoires, est un peu moins considérable à une grande élévation qu'elle pourrait l'être dans la plaine, et cela en raison de cette diminution de la capacité respiratoire que nous avons vue se produire sous pression diminuée, et aussi de l'abaissement de la température de l'air expiré.

Une autre circonstance tend, sur les hautes montagnes, à augmenter les pertes de liquide dues à la transpiration pulmonaire, c'est la diminution de la quantité d'eau renfermée dans le volume d'air inspiré. Il est clair, en effet, que moins cet air contiendra de vapeur d'eau, plus aussi le poumon devra lui en céder pour qu'il arrive à l'état complet de saturation, auquel il doit, comme nons l'avons vu, être rejeté. Or, deux causes, dans les circonstances indiquées, contribuent à restreindre la quantité de vapeur d'eau contenue dans le volume d'air inspiré : 1° le froid ; 2° la sécheresse de l'air extérieur.

M. Milne Edwards a parfaitement démontré que la première de ces causes a bien le résultat que je lui attribue. « En effet, dit-il, dans ces régions élevées, l'air est toujours très froid et ne peut renfermer, par conséquent, qu'une très petite quantité pondérable de vapeur aqueuse ; mais pénétrant dans nos poumons, cet air prend une température de 35° à 37°, et la proportion qui y était est alors bien loin de suffire pour le saturer d'humidité. »

La deuxième cause qui tend à diminuer la proportion du liquide contenu dans le volume d'air inspiré, a déjà été mentionnée au sujet de l'évaporation cutanée, c'est l'état de sécheresse de l'air que le voyageur constate à mesure qu'il s'élève vers les hautes régions de l'atmosphère.

De ces influences combinées résulte une déperdition considérable de l'eau que renferme le sang et, par suite, un état de souffrance des divers tissus de l'organisme auquel je crois devoir rattacher la sensation du besoin instinctif de la soif. Je fonde cette opinion sur l'apparition de ce même symptôme dans toutes les maladies qui, comme la diarrhée, le choléra, ou encore les fièvres accompagnées de transpiration abondante, ont pour résultat une élimination notable de la partie liquide du sang.

Constipation. — Autre manifestation des désordres de l'appareil digestif, la constipation se montre presque constamment au cours de l'ascension ; c'est ainsi que sur quarante-trois personnes dont se composait la suite de Lepileur au Mont-Blanc, deux seulement éprouvèrent un besoin fréquent d'aller à la selle, toutes les autres s'étant au contraire, trouvées incommodées par la difficulté des évacuations alvines.

Rohrdorf l'avait également observée lors de l'ascension qu'il fit en 1828, sur la Jungfrau.

Les Drs Kolb, Piachaud, M. le professeur Lortet, la signalent au nombre des symptômes qu'ils eurent occasion de remarquer durant leur voyage au Mont-Blanc.

Le Dr Lepileur, dans l'explication qu'il avait essayé d'en donner, voyait dans la constipation la conséquence naturelle de l'insuffisance d'alimentation à laquelle le manque d'appétit condamnait le voyageur. Sans méconnaître la part d'action de l'abstinence, je crois plus rationnel de rattacher ce symptôme à la cause précédemment invoquée au sujet de la production de la soif, c'est-à-dire à une déperdition de liquide assez considérable pour que le sang devenu plus concret cesse de fournir à la muqueuse intestinale ses matériaux de sécrétion.

Dans certains cas, beaucoup plus rares, la constipation

fait place à la diarrhée. C'est ce qu'observait Acosta chez quelques uns de ses compagnons, lors de son ascension au Pariacaca : « les autres mettoyent pied à terre, et estoyent perdus de vomissement, et de force d'aller à la selle. »

Les voyageurs anglais, qui en 1652 (1) tentèrent l'ascension du Pic de Teneriffe, en firent la triste expérience ; « ils devinrent très faibles et très malades et furent atteints de diarrhées. »

Le botaniste français Weddell, après avoir raconté les souffrances éprouvées au cours d'une herborisation aux environs de la Paz, ajoute : « à partir de ce jour j'éprouvai dans le corps un dérangement dont je ne pouvais me rendre compte et je pressentis que j'allais être malade. »

La diarrhée qui survient dans ces conditions est souvent assez difficile à expliquer car elle ne me paraît pas toujours être le résultat d'une même cause. Toutefois je ne suis pas éloigné de croire que dans la plupart des cas où ce désordre se montre chez le voyageur en montagnes il est produit sous l'influence de troubles de l'innervation, soit que l'impression du froid sur les téguments ou le contact permanent des pieds avec la neige aient par action réflexe déterminé une paralysie des nerfs vaso-constricteurs qui se rendent aux artères des glandes intestinales et par suite une hypersécrétion de ces dernières, soit encore que cette paralysie et l'afflux de sang qu'elle provoque aient succédé à une émotion violente comme en réservent parfois ces dangereux voyages. J'ajoute que les diarrhées engendrées par

1. *History of the royal sociéty of London by the Sprat*, 3e Edit. London, 1722.

l'action réflexe du froid me paraissent devoir être de toutes, les plus communes.

Urines. — Presque tous les voyageurs qui ont accordé quelque attention aux particularités d'ordre physiologique qui se produisent durant l'ascension des hautes montagnes, se montrent unanimes à signaler la diminution de la sécrétion rénale.

Le colonel Bauffoy, déjà plusieurs fois cité, disait à ce sujet : « Bien que buvant continuellement, la quantité de mon urine était minime, sa couleur était très foncée. »

Rohrdorf, dans son voyage à la Jungfrau, fait la même remarque sur lui et sur ses compagnons.

Le Dr Lepileur déclare qu'au Mont-Blanc « les urines sont rares et de couleur très foncée chez tout le monde. »

M. le professeur Martin qui l'accompagnait observa, au retour du sommet, que ses urines en outre de leur faible quantité, se trouvaient légèrement colorées par du sang. Cet accident dont il a été déjà fait mention à propos des hémorrhagies, était dû, selon lui, à un violent désir d'aller à la selle, réprimé pendant la traversée d'un glacier.

Deux années auparavant Spitaler, dans une ascension au Venediger (3675m), dans le Pinzgau, observait que « la sécrétion des reins était singulièrement diminuée. »

Beaucoup d'autres observateurs au nombre desquels je signale encore le Dr Piachaud et le professeur Lortet, ont également fait mention de la rareté des urines. L'éminent physiologiste que je viens de citer s'est, en outre, assuré qu'elles ne renfermaient ni sucre, ni albumine.

Le travail musculaire de l'ascension ne paraît pas exercer grande influence sur la production de l'urée, c'est ce qui semble du moins résulter d'une expérience célèbre de MM. de Fick et Wislicenus. Ces deux savants ayant fait à jeun l'ascension d'une haute montagne, ne constatèrent aucune augmentation de ce produit avant et après cet exercice musculaire.

Avant de terminer ce qui a trait aux modifications présentées par l'urine dans ces conditions, il n'est pas, je crois, sans quelque intérêt d'exposer les résultats fournis à M. Bert par l'analyse de ce liquide chez des chiens soumis à la diminution de pression.

Afin d'écarter autant que possible, toute influence étrangère à celle dont il se proposait d'étudier les effets, cet habile expérimentateur enfermait à l'avance dans l'appareil où ils devaient subir la décompression, les animaux choisis pour cette expérience et les soumettait pendant deux ou trois jours à un régime régulier de nourriture.

Au bout de ce temps ils subissaient durant un certain nombre d'heures l'influence d'une diminution assez accusée de pression. L'analyse des urines recueillies à ce moment comparée à celle de ce même liquide avant l'expérience lui permettait de conclure à un abaissement notable et constant de la quantité d'urée excrétée sous pression diminuée. Il observait également et à plusieurs reprises la présence du sucre, dans les mêmes conditions. Recherchant alors la proportion de cet élément dans le sang, voici ce qu'il constatait : lorsque la décompression n'a pas duré longtemps, mais a été forte, le sucre augmente dans le sang : il revient à sa dose normale lorsque la dépression a été suffisamment prolongée.

Les résultats de ces expériences au sujet de l'apparition

du sucre dans l'urine, alors que diminue la pression, tendraient à faire supposer qu'il doit en être de même chez le voyageur en montagnes. M. Lortet, il est vrai, n'a pas trouvé dans son analyse la confirmation de cette probabilité; mais son observation isolée ne saurait nous permettre de conclure et de nouvelles recherches me paraissent nécessaires.

Maintenant, comment expliquer la rareté des urines ? Je ne crois pas devoir faire intervenir d'autre cause que celle invoquée à propos de la soif et de la constipation.

CHAPITRE IV

DÉSORDRES DE L'INNERVATION

J'ai rassemblé sous cette dénomination les troubles variés dont les centres nerveux encéphalo-rachidiens m'ont paru être le siège. L'ordre apparent de leur manifestation est aussi celui que je suivrai dans leur exposé et je vais décrire ainsi successivement la céphalalgie, les vertiges, l'hébétude des sens, la dépression des facultés morales, la somnolence, les convulsions et la syncope.

Céphalalgie. — Ce malaise est des plus fréquents, il se montre en outre assez pénible, aussi le retrouvons-nous mentionné dans les récits de la plupart des voyageurs.

Le colonel Bauffoy le signale dans le compte-rendu de son ascension au Mont-Blanc.

« La rareté de l'air commença bientôt à me donner un violent mal de tête ».

Le capitaine Scherwill déclare qu'en atteignant le Grand-Plateau un guide se plaignait du mal de tête ; au sommet, le malaise était devenu général.

Auldjo, qui en 1827 entreprenait le même voyage, observait que la céphalalgie intense dont il souffrait durant la marche disparaissait presque toujours à l'état de repos ; il déclare cependant qu'au sommet elle se montrait d'un façon continue.

D'Orbigny se plaignait du même malaise alors qu'il arrivait, sur les Cordillières, à une élévation de 4550 mètres.

Je sentais, nous dit-il, une douleur atroce aux tempes. »

Mistress Hervey, dans le journal où elle consignait chaque jour ses impressions de voyage, parle souvent des souffrances que lui faisait éprouver le mal de tête.

Ce malaise se montra une fois chez un de ses domestiques avec une intensité telle qu'il lui semblait que « sa tête allait se fendre en deux. »

Le Dr Ch. Guilbert, dans sa description du *Soroché*, le comparait à « un cercle de fer serrant les tempes. »

MM. Lepileur, Tyndal, Piachaud en signalent l'apparition au cours du voyage, qu'à des époques différentes, ils entreprennent au Mont-Blanc.

M. le professeur Lortet confirme lui-même ces attestations : « Nous éprouvions, dit-il, une céphalalgie occipitale intense. »

Vertiges.

Moins fréquents que la douleur de tête, ils se trouvent encore cependant assez souvent mentionnés, dans les relations de voyages sur les hautes montagnes.

De Saussure déclare les avoir souvent éprouvés, de Humboldt, sur le Chimboraço et l'Antisana, les voyait coïncider chez lui avec l'envie de vomir. On a vu, à propos de l'oppression, que Moorcroft, dans l'Himalaya, en était tourmenté en même temps que d'une anxiété respiratoire des plus pénibles. Fraser, au même lieu, le Dr Lepileur, au Mont-Blanc, s'en montrent également affectés.

Hugi, au sommet du Finsteraarhorn (4275^m) constate chez un de ses guides l'apparition du même phénomène

« seul Wachen, connu pour sa vigueur dans tout l'Oberland, éprouve quelques nausées sur la pointe du Finsteraarhorn. Pendant qu'il travaillait à la pyramide il cessa deux fois d'y voir au point d'être obligé de s'asseoir. »

La première impression qu'éprouvèrent MM. Chamel et Crozes, au sommet du Mont-Blanc, le 19 juillet 1859, « fut un tournoiement de tête. La même chose arriva à un des amis de M. le professeur Lortet.

Hébétude des sens. — Elle se montre à des degrés divers, suivant l'espèce de sensibilité envisagée, il est même des sens qui ne subissent presque pas de modifications, de ce nombre, le goût et l'odorat.

La sensibilité tactile s'émousse d'abord, les mains s'engourdissent et deviennent insensibles au point de ne plus percevoir que le contact brut des corps qu'elles sont appelées à saisir. De là une certaine gaucherie dans les mouvements, une préhension maladroite des objets. Les pieds eux-mêmes cessent de transmettre aux centres nerveux destin s à régler la marche, la sensation du degré de résistance ou d'inégalité du sol, ce qui détermine une incertitude de la marche et prédispose évidemment à la production des entorses. Le froid que l'on observe à une grande élévation est à mes yeux la principale cause de cette insensibilité ; son action ne peut être qu'augmentée par le fait de l'insuffisance d'oxygénation du sang.

Une perturbation analogue s'observe du côté de l'organe visuel et se traduit tantôt par une excitation du nerf optique et des éblouissements, comme en observait de Saussure, d'autres fois, au contraire, par une torpeur du même nerf accompagnée de cécité passagère.

Cette faiblesse de l'acuité visuelle fut observée par le voyageur Parrot (1), alors qu'à la date du 17 septembre 1812, il tentait l'ascension du Kasbek, montagne d'une élévation de 5030 mètres, dans le Caucase.

« L'œil même semblait avoir moins d'activité et ou aurait dit qu'une cause extérieure l'empêchait de voir nettement et à une grande distance. »

On a également observé, dans ces sortes d'ascensions, une héméralopie de tous points comparable à celle éprouvée par des voyageurs, venant de parcourir de vastes étendues de neige. Il y a d'abord hyperesthésie s'accompagnant de photophobie plus ou moins intense, puis l'excitabilité s'épuisant, survient une torpeur analogue aux paralysies passagères qui suivent les excitations nerveuses trop fortes.

Les troubles visuels, que je viens d'exposer, ayant également été signalés dans les comptes-rendus d'un grand nombre d'ascensions aérostatiques, il est permis d'en conclure que les mouvements n'ont qu'une très faible influence sur leur production. On ne peut davantage songer à l'action de la diminution de pression puisque M. Bert qui avait éprouvé quelques-uns de ces troubles dans le cylindre à dépression, les avait vus constamment disparaître dès l'instant où il avait fait usage des inhalations d'oxygène. Aussi suis-je d'avis de les rattacher, en partie, à une modification spéciale qu'éprouveraient les cellules nerveuses à la suite du défaut d'oxygénation du sang. D'autre part, il faut, je crois aussi, tenir compte de l'excitation continue

1. V. *Ann. des voyages*, t. LI, p. 302, 1831.

exercée sur la rétine par la blancheur et l'éclat de la neige que le voyageur rencontre à une certaine élévation, surtout alors que la réverbération des rayons solaires la transforme en une nappe éblouissante et insoutenable au regard.

Ce n'est pas seulement, du côté de la vue, que s'observent des désordres ; l'ouïe, dans l'ascension des hautes montagnes, se trouve également modifiée. On constate tout d'abord une diminution très marquée de l'audition tenant elle-même à l'intensité plus faible des bruits, par suite de la raréfaction atmosphérique. De Saussure remarque, qu'au sommet du Mont-Blanc, un coup de pistolet ne fait pas plus de bruit que n'en fait un *pétard de la Chine* dans une chambre. Howard compare le bruit produit, au même lieu, par trois coups de pistolet bien chargé, à celui de *forts coups de fouet* dans la plaine. Felowes affirme qu'ayant voulu à la date du 25 juillet 1827, célébrer par un chant en chœur, son arrivée à la cime du géant des Alpes, il ne put y parvenir, en raison du peu d'intensité de la voix à cette élévation. Il s'en suit, que sans y songer, on arrive, comme le faisait remarquer Lepileur, à parler très haut, et parfois même, à crier, au cours de la conversation la plus calme.

En outre de cette diminution de l'acuité auditive due uniquement à la raréfaction atmosphérique, et non à une altération quelconque du nerf destiné à recueillir les ondes sonores, on voit parfois se produire au cours de l'ascension, des troubles qui ont pour siége l'organe lui-même ; je veux parler des bourdonnements d'oreilles. Lorsque ces derniers se montrent assez intenses, c'est une véritable douleur que le voyageur ressent et les frères Gérard l'éprouvèrent à l'élévation de 5915 mètres sur le massif de l'Asie centrale.

Le Dr Lombart dit à ce même sujet dans sa description des symptômes du mal des montagnes :

« On observe quelquefois des bourdonnements dans les oreilles et un mouvement de bulles d'air dans le canal de la trompe d'Eustache, sans doute en conséquence d'un défaut d'équilibre entre l'air extérieur et celui qui est contenu dans nos organes. »

Je ne changerai rien à cette explication que j'adopte et qui me paraît être la véritable, je veux seulement établir de quelle façon s'opère, à mes yeux, ce défaut d'équilibre. Il tient à l'étroitesse de l'orifice externe de la trompe d'Eustache, puis encore à la longueur et à l'exiguité de ce canal, qui ne permettent à l'air contenu dans l'oreille moyenne d'en sortir, qu'au bout d'un temps assez long. Que survienne une brusque diminution de la pression extérieure, cet air tend à prendre un volume de beaucoup supérieur à celui qu'il possédait et ne pouvant trouver une issue suffisante, dans la seule voie de communication qu'il ait avec l'extérieur, il vient presser sur la paroi mobile que forme la membrane du tympan et tend à la refouler au dehors. De la distension de cette dernière résulte la douleur observée et en outre, par l'intermédiaire de la chaine des osselets, un changement dans les rapports de l'étrier et de la fenêtre ovale, auquel je crois devoir attribuer les bourdonnements.

Les différences qui séparent, sous le rapport de la vitesse, les ascensions aérostatiques de celles effectuées sur les hautes montagnes, sont de nature à nous expliquer pourquoi la douleur et les bourdonnements d'oreilles fréquents dans le premier cas, deviennent, au contraire, rares dans le second. Cela tient, uniquement à ce que, chez l'aéronaute rapidement enlevé à une grande élévation, l'équilibre entre l'air de la caisse du tympan et celui de l'extérieur n'a pas le temps de s'établir, tandis que cette condition se réalise le plus souvent chez le voyageur en montagnes, dont le déplacement est moins brusque.

Dépression des facultés morales. — Elle se manifeste par l'indifférence, le découragement, l'excitabilité nerveuse ou l'exaltation maladive de la sensibilité, la perte de la mémoire et enfin par la diminution de la puissance intellectuelle.

Indifférence.

J'éprouvais, dit le Dr Barry, une indifférence dont ne triompha point la vue du sommet prêt à être atteint. Le même auteur ajoute que quelques minutes de repos après l'arrivée à la cime suffirent à la faire disparaître.

Zumstein, dans son ascension au Mont-Rose, éprouvait également, à une certaine élévation, « une indifférence marquée pour toute chose. »

M. le professeur Lortet fait la même remarque : « Comme ceux qui sont atteints par le mal de mer, j'étais d'une indifférence complète pour moi et pour les autres et je ne demandais qu'une chose c'était de rester immobile. »

Cette absence de tout souci, même pour ses intérêts les plus chers, n'est pas spéciale au voyageur en montagnes, elle s'observe encore chez l'aéronaute ; on en jugera par la citation suivante, que j'emprunte au récit que fit Robertson de l'ascension qu'il effectuait à Hambourg, le 13 juillet 1803.

« A ce point élevé (le baromètre marquait en ce moment 12 pouces 4/100), l'état où nous nous trouvions était celui de l'indifférence : là le physicien n'est plus sensible à la gloire et à la passion des découvertes : le danger même qui résulte dans ce voyage de la plus légère négligence ne l'occupe guère ; ce n'est qu'à l'aide d'un peu de vin fortifiant qu'il parvient à retrouver des intervalles de lumière et de volonté. »

Découragement.

Il touche de près à l'indifférence dont il est en quelque sorte le complément.

On l'observe chez la plupart des voyageurs qui ne jouissent pas du bénéfice de l'*accoutumance.*

Vers 4750 mètres, sur le Mont-Blanc, Auldjo (1827) se trouvait épuisé, abattu, découragé et il fallut que ses guides le *forçassent* à quitter les Rochers rouges des Petits-Mulets.

Le naturaliste d'Orbigny éprouvait dans les Cordillières quelque chose d'analogue :

« Au moindre mouvement j'éprouvais un malaise général joint à un découragement que tous mes efforts ne pouvaient me faire surmonter. »

Le Dr Piachaud déclare également en avoir subi l'influence.

« Le moral se laisse facilement abattre, il semble qu'on ne parviendra jamais au but car tout près de l'atteindre, je me serais très volontiers arrêté en chemin sans les encouragements de mes guides auxquels je suis fort satisfait d'avoir cédé. »

Excitabilité nerveuse.

De Saussure disait, rendant compte de ses observations durant les seize jours qu'il avait passés au Col-du-Géant : « Il nous a semblé que nous avions le genre nerveux plus irritable, que nous étions plus sujets, à l'impatience et même à des mouvements de colère. »

Le comte de Forbin, dans le récit de son voyage à l'Etna en 1823, s'exprime ainsi à ce même sujet : « ma première impression fut de me trouver comme malade, affaibli, troublé, par les terreurs d'un cerveau fiévreux... La fatigue des sens, l'exaltation de l'imagination jettent dans un état voisin du délire . »

En 1873, Henderson dans la relation du voyage entrepris de Lahore à Yarkand, par la mission anglaise dont il faisait partie, décrit les malaises ressentis par lui et ses compagnons en franchissant les cols élevés de l'Himalaya et du Karakorum, et fait observer qu'une « grande excitabilité du caractère était un autre symptôme très marqué. »

D'autres fois cette modification du caractère fait place à une sorte de sensibilité maladive, c'est la remarque que faisait le Dr Piachaud, dans les quelques lignes qu'il consacrait au mal des montagnes : « La sensibilité est plus ou moins exaltée ; je connais un voyageur qui, à son arrivée sur la cime du Mont-Blanc, s'est mis à pleurer à chaudes larmes. »

Un voyageur distingué M. Luigi Dell'Oro (1), dans le compte-rendu de son ascension au Mont-Blanc au cours de l'année 1875, s'exprime ainsi au sujet des impressions de la cime :

« Dès qu'on atteint ce piédestal, véritable belvédère de l'Europe jusqu'aux cimes du Caucase, le tressaillement de joie du but accompli se traduit par des trépignements nerveux voisins de la folie. On éprouve le besoin de crier, de danser, de pleurer, de rire. »

Perte de la mémoire. — Ce premier degré de la déchéance intellectuelle me paraît devoir être assez fréquent bien qu'on le trouve assez rarement signalé dans les récits des voyageurs. Ce qui s'explique assez bien par le petit sacrifice d'amour-propre qu'exige un tel aveu. Néanmoins cette considération n'a pas paru suffisante aux observateurs de mérite pour les empêcher de nous rendre compte de ce symptôme. De Saussure dit avoir éprouvé, en redescendant du Col-du-Géant, un affaiblissement de mémoire tel qu'il ne pouvait retrouver les mots nécessaires à l'expression de sa pensée ; ce qu'il attribuait aux fatigues inouïes qu'il avait eu à subir dans cette partie de son voyage.

Je retrouve, dans le mémoire de Lepileur, un passage qui tout en témoignant de la dépression intellectuelle, confirme également ce que je viens de dire au sujet de cette absence presque complète du souvenir qui s'observe à une grande élévation.

1. *Histoire du Mont-Blanc* par Stephen d'Arve. Paris 1878.

« Par moment aussi je m'avançais machinalement sans penser, pour ainsi dire : personne ne parlait, chacun n'avait comme moi qu'une pensée, celle d'avancer encore de quelques pas. Aussi l'espace que l'on parcourt entre les Rochers-Rouges et la cime, bien que l'on mette près de deux heures à le franchir *ne m'a pas laissé beaucoup de détails dans la mémoire* et se retrace à moi comme *un souvenir uniforme assez pénible et très court*, sans doute à cause de son uniformité.

La même chose a eu lieu pour Bravais et Martin, car nous avons été surpris tous trois quand il a fallu reconnaître par mes notes que nous avions mis près de deux heures pour aller des Rochers-Rouges à la cime. Nous ne nous rappelions que deux ou trois incidents de cette montée qui, bien que pénible, fut cependant faite sans interruption et sans l'excès de fatigue et d'épuisement éprouvé par quelques voyageurs. C'est, je crois, au vide que laisse dans la mémoire cette partie de l'ascension au Mont-Blanc qu'il faut attribuer les erreurs et les confusions si fréquentes dans les récits des voyageurs lorsqu'ils parlent de ce trajet. »

Dépression intellectuelle. — M. Bert, après avoir également exposé les quelques lignes que je viens de citer, les accompagne de cette réflexion :

« Pour moi, qui ai lu des centaines de récits d'ascensions dans les recueils des clubs alpins de toutes les nations, je ne puis m'empêcher de penser que leur monotonie, leur peu d'intérêt sérieux, le défaut de préoccupations d'ordre élevé qui les caractérise presque tous, tiennent en grande partie à l'inconscient état de dépression mentale dans lequel le séjour des hauts lieux a placé leurs auteurs. »

Cette appréciation me paraît d'autant plus fondée qu'elle me semble être confirmée par les observations de quelques voyageurs. C'est sans doute, en grande partie, de cette dépression intellectuelle, qu'entend parler le Dr Clarck, lorsqu'il dit avoir observé, dans son ascension au Mont-Blanc, « un abaissement notable des facultés morales. »

Le capitaine Al. Gérard énumérant les symptômes présentés par le voyageur sur les hautes montagnes, fait mention d'une « dépression des esprits. »

Dans une autre partie de sa relation, il disait, rendant compte de son passage à la passe de Manerung (5671^{m}), le 20 août 1821 :

« Le moindre mouvement était accompagné de faiblesse et d'abattement intellectuel. »

Henderson dans son voyage à Yorkand, dont déjà il a été question, signale une « grande prostration du corps et de l'esprit. »

L'observation suivante faite par de Saussure au Col-du-Géant, tendrait à établir, qu'à l'égal des autres symptômes, les troubles de l'intelligence sont susceptibles d'être heureusement modifiés par l'accoutumance :

« Il nous semblait que dans nos travaux et nos observations relatives à la physique, nous avions l'esprit plus actif et moins facile à fatiguer, je dirais même plus inventif que dans la plaine. »

J'aborde maintenant l'explication de cette sorte de torpeur de l'esprit ainsi que celle des autres manifestations de la prostration morale, et je crois utile de faire remarquer que ces signes évidents d'une déchéance momentanée de l'activité intellectuelle ne se montrent pas seulement chez le voyageur en montagnes, mais qu'ils apparaissent également chez l'aéronaute. C'est là un fait que démontrent suffisamment les annales de la navigation aérienne et, en particulier, les récits des voyages à grande hauteur entrepris à des dates différentes par Robertson, Zambecari, Glaiser et Coxwel et par les trois courageux savants Crocé-Spinelli, Sivel, Gaston Tissandier, dont les noms, les deux premiers surtout, sont restés liés à la catastrophe du *Zénith*. D'autre part, quelque chose d'analogue a été observé, dans le cylindre à dépression, pour une diminution de densité de l'air correspondant à un abaissement considérable de la colonne barométrique. On peut en juger par ces lignes empruntées au compte-rendu de Crocé et Sivel au sujet de leur séjour, sous pression diminuée, dans l'appareil servant aux expériences de M. Bert : « A ces faibles pressions (370 à 304^{mm}), l'esprit s'était beaucoup alourdi chez tous deux, mais surtout chez moi. Pendant les quatre minutes qui précédèrent le moment où nous arrivâmes à 30^{c},4, je ne prenais guère que les notes des pressions que me dictait à très haute voix M. Sivel, et les calculs les plus simples me semblaient difficiles.... à 11^{h},8 sous la pression de 30^{c},4, ni Sivel ni moi ne disions plus rien. Nous avions été cependant très gais, très causeurs, très remuants jusque vers 37 centimètres. Nous n'avions plus, il est vrai, d'oxygène... M. Sivel avait alors l'esprit vacillant, et moi j'étais dans un état de prostration assez marqué. »

M. Bert déclare avoir observé sur lui-même, dans les nombreuses expériences faites dans le même appareil, des signes tout aussi marqués de l'abaissement des facultés mentales, alors que la pression avait été considérablement diminuée. Il s'attache également à mettre en lumière le fait de la disparition complète de ces fâcheux symptômes dès qu'il recourait aux inhalations d'oxygène. Cette remarque a une grande importance, car elle me permet d'attribuer à l'insuffisance de cet élément vivifiant dans le volume d'air inspiré sur les hautes montagnes, la part d'influence la plus considérable, sur la production des désordres intellectuels dont il vient d'être fait mention.

Somnolence. — Elle ne se montre généralement qu'à la suite des symptômes si variables qui viennent d'être exposés, mais elle n'en est pas pour cela nécessairement précédée et dans bien des cas on la voit succéder directement à la céphalalgie.

Les citations suivantes permettront de juger de son caractère et de sa fréquence.

De Saussure, dans le récit de l'ascension faite au Buet (3110 ^{m}), à la date du 13 juillet 1878, en compagnie de Pictet, s'exprime ainsi au sujet de la somnolence. « Un autre effet de cet air subtil, c'est l'assoupissement qu'il produit.... on voit en peu d'instants, tous ceux qui ne sont pas occupés s'endormir malgré le vent, le froid, le soleil, et souvent dans des attitudes très incommodes. La fatigue, sans doute, même dans les plaines, provoque le sommeil, mais non pas avec tant de promptitude, surtout lorsqu'elle semble absolument dissipée, comme elle paraît l'être sur les montagnes dès que l'on a pris quelques moments de repos. »

Le colonel anglais Bauffoy se montre du même avis, dans le compte-rendu de son voyage au Mont-Blanc :

« Arrivé à 150 fathoms (270^{m}) du sommet, les pernicieux effets de la rareté de l'air étaient évidents chez nous tous ; une envie de dormir presque irrésistible nous dominait.... nous atteignîmes le sommet, six de mes guides et mes domestiques se jetèrent aussitôt la face contre terre et s'endormirent, j'enviais leur sommeil. »

En septembre 1812, le Dr Parrot (1), célèbre ascensionniste, constate sur lui-même l'apparition de ce symptôme :

« J'étais, depuis deux heures sur le bord occidental du glacier de Lesa, à la hauteur de 3436m, la chaleur était telle que mes yeux commencèrent à rougir et que j'éprouvais une céphalalgie frontale avec un assoupissement et une fatigue tels que j'avais la plus grande peine à observer convenablement mon baromètre ; je ne trouvais d'allégement à cet état qu'en me couchant à terre. »

Fraser dit à ce même sujet :

« Enfin nous arrivâmes au sommet du Bumsoro-Ke-Ghât..... Aussitôt que l'un de ceux qui se plaignaient d'oppression se couchait, il s'endormait, mais il ne paraissait pas prudent de le laisser s'abandonner ainsi. »

Et quelques pages plus loin :

« Beaucoup sont accablés de somnolence et s'endorment même en marchant. »

Clissold éprouve un besoin impérieux de dormir en gravissant sur le Mont-Blanc, un escarpement du glacier à une élévation d'environ 4300 mètres. A une moindre hauteur (3200m), et sur la même montagne, le capitaine Scherwill subit, dans la suite, le même genre d'obsession : Auldjo, arrivé ou plutôt traîné au sommet, s'endort aussitôt d'un sommeil léthargique.

1. *Sweigger's journal für chemie und physik*, t. XIX, p. 386, 1817.

Mlle d'Angeville, au dire du Dr Rey, éprouvait près de la dernière cime « une sorte d'agonie, occasionnée par un excessif besoin de dormir ». Je dois ajouter que ce malaise s'était déjà montré chez elle alors qu'elle atteignait le Grand-Plateau.

Le Dr Lepileur, à son premier voyage, arrivait somnolent aux Grands-Mulets (3046 m.). Plus loin, à 3800 m. M. le professeur Martin, son compagnon, dormait presque en marchant et M. Bravais commençait à ressentir le même besoin. Au troisième voyage, tous trois se montrèrent également influencés mais à une élévation plus considérable, de plus, en atteignant le Grand-Plateau, deux guides, Cachat et Ambroise Coutet, s'étendirent épuisés sur la neige où ils restèrent endormis pendant trois ou quatre heures.

Au mois d'août 1859, le Dr Pitschner entreprenant la même ascension, éprouve un insurmontable désir de sommeil :

« Nous étions à 6 heures du matin dans le Corridor (3990 m.) le thermomètre marquait 8°,6. A peine y étions-nous depuis cinq minutes qu'une forte envie de dormir vint nous saisir, qui s'empara de moi au plus haut degré... Balmat n'était pas plus épargné que moi et l'envie de dormir le domptant, il se coucha sur la neige et je ne tardai pas à me laisser tomber auprès de lui. « Je ne puis aller plus avant, avant de dormir une demi-heure, » dis-je, à Balmat... Je tombai dans un sommeil léthargique entrecoupé de suffocations qui finit par paraître dangereux à Balmat ; aussi se mit-il à me remuer et à me secouer sans pouvoir me réveiller. Quinze minutes s'écoulèrent, ses cris m'éveillèrent et il me dit : « Vous ne pouvez rester ici plus longtemps, il faut aller en avant. La sueur m'était venue au visage, je me frottai la figure de neige et après une vingtaine de respirations profondes, je me sentis remis. »

Voici maintenant le témoignage du Dr Piachaud : « Un autre effet remarquable de la rareté de l'air c'est la tendance au sommeil à laquelle j'avais peine à résister ; je sentais que si je m'étais étendu sur la neige, ou que j'eusse été seul, je me serais immédiatement endormi. Je ne pense pas que cette somnolence puisse être attribuée au refroidissement, car, sur la cime, où le froid était des plus vifs, j'étais parfaitement éveillé. »

Puis celui de M. le professeur Lortet :

« Nous n'éprouvâmes presque pas de malaises, si ce n'est un sommeil de plomb en montant la pente qui conduit au Dôme. Jamais je n'ai rien éprouvé de pareil et je suis sûr d'avoir dormi en marchant. Mais arrivé sur l'arête, l'air frais et les frictions de neige me firent passer cette congestion. »

La somnolence ainsi suffisamment établie, par les nombreuses attestations que je viens d'exposer, il me reste à examiner quelles sont les causes qui peuvent la produire. La plus puissante est à mon avis l'insuffisance d'oxygénation du sang déterminée par la raréfaction atmosphérique.

On sait, et le fait est confirmé par un grand nombre de récits relatifs aux voyages aériens, que les aéronautes, alors qu'ils atteignent une grande élévation, se trouvent pris d'un besoin de sommeil tout aussi impérieux que celui observé chez les voyageurs dans l'ascension des hautes montagnes. Or, MM. Crocé et Sivel, puis à leur suite M. Tissandier ont constaté, à diverses reprises, la disparition de ce malaise sous l'influence d'inhalations continues d'oxygène, ce qui permet évidemment de supposer que sa production tenait en grande partie à cette insuffisance de l'élément vivifiant que l'on sait exister dans l'air des hautes régions. M. Bert déclare avoir fait, au cours de ses nombreuses séances dans l'appareil à dépression, une remarque analogue. Un autre fait qui prouve bien l'influence de la diminution de la ration normale d'oxygène sur la production du sommeil, c'est que ce même savant est parvenu par ce moyen à provoquer chez des animaux hibernants, le retour de l'état léthargique, à une époque de l'année où ils se trouvaient parfaitement éveillés et où la température extérieure était assez élevée.

La somnolence ainsi rattachée à la raréfaction atmosphérique on comprendra que toutes les causes de nature à accroître la dépense en oxygène en rendront les effets plus sensibles. Les mouvements sont évidemment dans ce cas et l'on s'explique ainsi pourquoi le besoin irrésistible de sommeil se montre plus tôt chez le voyageur en montagne que chez l'aéronaute et pourquoi, également, ce même besoin s'observe plus fréquemment durant la marche, surtout alors que celle-ci devient pénible, qu'à l'état de repos.

La raréfaction atmosphérique suffit-elle à elle seule à produire la somnolence telle qu'on l'éprouve sur les hautes montagnes ou dans les ascensions aérostatiques ? Je ne le pense pas, et il faut, je crois, également tenir compte de l'abaissement de plus en plus marqué de température que subit l'ascensionniste à mesure qu'il s'éloigne du niveau des mers. On sait, en effet, combien, en dehors de toute diminution de pression, nous avons généralement de tendance au sommeil par de basses températures. On doit aussi tenir compte, pour expliquer l'état de somnolence observé chez le voyageur en montagnes, de l'état de congestion passive déterminée dans les centres nerveux par la reproduction incessante du phénomène de l'effort, de la fatigue, et enfin de la nuit sans sommeil qui précède les grandes ascensions.

Frissons. — Ils ont été assez rarement signalés, probablement par la raison que les voyageurs s'en étant trouvés peu incommodés, n'ont pas cru devoir en faire mention.

Les voyageurs qui, en 1652, entreprirent la première ascension connue du pic de Teneriffe, déclarent avoir éprouvé des tremblements fiévreux.

Auldjo, que nous avons vu pris d'un si profond sommeil à son arrivée à la cime du Mont-Blanc, ressentait à son réveil d'assez incommodes frissons.

Lepileur, durant la première moitié de la nuit qu'il passa pour la première fois au Grand-Plateau, en éprouva de violents à forme périodique, revenant huit à dix fois par heure, sans raison appréciable, et dont chacun avait une durée de cinq à six secondes. Il attribuait ce phénomène au besoin de sommeil, car il n'avait, dit-il, nullement souffert du froid sous la tente où le thermomètre oscillait entre 2° et 0°. A son second voyage, au même lieu et dans les mêmes conditions, il voyait encore ces mêmes frissons survenir, mais ils étaient cette fois moins intenses et aussi moins fréquents.

Le froid me paraît être la principale cause de ces malaises, et il est peu de personnes qui ne les aient observés dans la plaine à la suite d'un abaissement un peu marqué de la température. Leur plus grande fréquence à la suite du sommeil s'explique par la diminution de l'activité des combustions organiques et par conséquent de la production de chaleur, qui accompagne cet état complet d'inaction, et qui nous fait ressentir plus vivement au réveil l'impression du froid extérieur.

Défaillances. — Elles sont caractérisées par une suspension plus ou moins complète du sentiment, du mouvement, de la circulation et de la respiration.

Assez souvent observées dans les ascensions des hautes montagnes, elles s'y montrent presque toujours précédées d'une longue série de malaises avant-coureurs tels que anxiété, tintements d'oreilles, vertiges, nausées, pâleur de la face, production d'une sueur visqueuse à la surface des téguments, etc. Comme on pourra en juger par les citations qui vont suivre, le mot défaillance n'a pas dans la bouche du voyageur la même signification que dans celle du médecin. Pour ce dernier, en effet, il ne représente que le premier degré de cet état maladif dont la syncope peut être regardée comme la plus complète expression et dont la lipothymie constituerait le degré intermédiaire ; pour le voyageur, il comprend n'importe lequel de ces trois modes de manifestation.

Voici d'ailleurs ces citations exposées suivant l'ordre chronologique des accidents qu'elles concernent:

Bouguer, dans son voyage au Pérou, eut occasion d'observer les sérieux désordres que je viens de mentionner : « Plusieurs d'entre nous lorsque nous montions tombaient en défaillance. »

Le chanoine Bourrit, dans les nombreuses excursions qu'il entreprenait de 1776 à 1786, sur divers points de la chaîne des Alpes, fut à diverses reprises témoin de ces accidents ; lui-même paraît y avoir été très sujet car ses récits nous apprennent qu'il les éprouva en quatre circonstances différentes à un degré d'élévation assez peu considérable. Le passage suivant est relatif à son ascension au Buet.

« Après dix minutes d'une station tranquille, je me sens un engourdissement aux bras, aux jambes, bientôt je n'ai plus la force de me tirer moi-même de cet état et j'étais déjà sans connaissance lorsque mes compagnons m'en arrachèrent ; ils me descendirent jusqu'aux premières roches du glacier... » L'année suivante, au même lieu, il voyait le même phénomène se reproduire chez son guide.

Dolomieu, dans l'exposé de son voyage à l'Etna en 1781, fait mention d'un accident du même genre : « Mon guide me criait sans cesse de marcher plus doucement et lorsque j'arrivai sur la plaine, auprès de la Tour du philosophe, il me déclara qu'il ne pouvait pas aller plus loin, qu'il se sentait très mal et effectivement un moment après il tomba sans connaissance et dans l'état le plus fâcheux. »

De Saussure, à la hauteur du Grand-Plateau, observait que l'un de ses guides qui était retourné en arrière pour prendre dans un baril de l'eau qu'il avait vue dans une crevasse, « se trouva mal en y allant, revint sans eau et passa la soirée dans les angoisses les plus pénibles. » L'illustre voyageur près d'atteindre la cime pensa voir survenir chez lui, le même accident : « j'éprouvais même de temps en temps, un commencement de défaillance qui me forçait à m'asseoir. »

De Humboldt, dans une lettre où il rendait compte de son ascension, en juin 1803, sur l'Antisana, dit à ce même sujet : « Un de ceux qui nous accompagnait dans cette course s'évanouit ». Il avait lui-même, au mois d'avril de la même année, éprouvé une défaillance sur l'une des cimes du Pichincha, mais il est probable que ce malaise doit être rapporté en grande partie aux vapeurs d'oxyde de carbone, se dégageant du brasier sur lequel se tenait l'observateur pour observer le point d'ébullition de l'eau.

En 1812, le voyageur suisse Meyer voit un de ses guides pris d'évanouissement près du sommet de la Jungfrau.

Le fait suivant est emprunté à la relation des voyages faits de 1816 à 1818, par le capitaine Webb (1), dans l'Himalaya.

« Mais un de ceux qui m'accompagnait souffrit une de ces attaques auxquelles sont sujets les habitants du Boutan au commencement de la saison et qu'ils considèrent comme directement produits par le *Bis-kee huwa*. Il était descendu sur le bord de la rivière à la chute du jour et quand il voulut remonter il perdit l'usage de ses jambes et même sa connaissance, cependant il conservait encore quelque sentiment mais il ressemblait pour moi à un homme frappé d'apoplexie. Les extrémités étaient froides et après avoir vainement essayé de les ranimer par des frictions par l'application de pierres chaudes dans les mains et à la plante des pieds pendant plusieurs heures, je m'avisai de lui donner un émétique ; une grande quantité de « foam » fut chassée et en deux ou trois jours, il revint à la santé. Je

1. *Quaterly Review*, vol XXII, p. 420 ; Londres 1820.

crois que cette sécrétion de « foam » est un effet particulier de l'inhalation des vapeurs toxiques. »

En 1820, sur l'Etna, le comte de Forbin voit se reproduire l'accident déjà signalé par Dolomieu « la raréfaction de l'air rendait la respiration difficile ; plus tard l'oppression devint extrême, elle agit à tel point sur un de nos compagnons de voyage qu'il s'évanouit. »

La même année, sur le Mont-Rose, un chasseur de chamois qui accompagnait Zumstein à son deuxième voyage à ce sommet, perdit presque entièrement connaissance.

« On a vu, dit Cloquet, au Saint-Bernard des voyageurs être pour ainsi dire asphyxiés par défaut d'air et tomber en syncope, sans autre cause connue, c'est ce qui arrive aux individus faibles et délicats. »

En 1842 Von Tschudi faillit s'évanouir en arrivant à la Puna du Pérou, ville située à une élévation de 4300 mètres : « Je me sentais entre la vie et la mort, ma tête tourna et mes sens défaillirent, je m'étendis tremblant sur le sol. »

« Au Grand-Plateau, dit M. le professenr Martin dans le compte-rendu qu'il publiait plus tard sur l'ascension faite au Mont-Blanc, en compagnie de Lepileur, Auguste Simon, le plus fort, le plus grand, le plus vaillant des guides s'affaissa sur la neige et faillit tomber en syncope pendant que le docteur Lepileur lut tâtait le pouls ; c'était l'effet de la raréfaction atmosphérique, joint à la fatigue dont chacun de nous était plus ou moins affecté.. »

Le mémoire du docteur Lepileur fait mention d'un autre accident du même genre, survenu à la date du 28 août 1844, dans le cours du troisième voyage.

« Tournier, guide de vingt-cinq à vingt-huit ans, se

sent malade perd tout-à-fait courage et se voit obligé de redescendre. Il était pâle, la sueur inondait son visage et il pouvait à peine faire quelques pas en montant, bien qu'on lui eût fait déposer sa charge et que nous fussions sur une pente assez douce. »

Un phénomène important ; dit le Dr Guilbert, dans sa description du soroché, c'est la tendance à la syncope, aussi faut-il être très sobre de saignées.

Je borne là ces citations qui suffisent d'ailleurs à nous donner une idée de la fréquence relative de ces accidents, des caractères qu'ils présentent et aussi des conditions dans lesquelles ils se manifestent. Reste à les expliquer, ce qui me paraît assez difficile étant données les causes nombreuses susceptibles d'être invoquées au sujet de la pathogénie de la syncope. Je puis cependant dire que l'examen des observations qui précèdent, ne me permet pas de l'attribuer à une influence émotive ou nerveuse telle que peuvent en produire les sensations vives et subites de peine, de plaisir, de terreur. Je suis plus disposé à voir dans sa production le résultat d'une diminution graduelle de l'activité des cellules nerveuses, qui, à mesure que le voyageur s'élève, ne reçoivent du sang qu'une quantité de plus en plus restreinte de l'oxygène nécessaire à leur fonctionnement. Les cas de perte de connaissance signalés par les aéronautes qui, comme Glaisher et Coxwell, Gaston Tissandier, s'élevèrent à des hauteurs exceptionnelles et subirent, par conséquent à un degré extrême, l'influence de la raréfaction atmosphérique, me confirment dans cette manière de voir. Quant aux différences observées entre des voyageurs également dépourvus d'accoutumance, et qui, arrivés à une même élévation éprouvent les uns des défaillances tandis que les autres ne ressentent que des malaises moins sérieux, il faut, je crois, les attribuer à ce fait que pour une même diminution de pression, le degré de désoxygénation du sang se montre variable selon les individus.

Il faut aussi tenir compte des conditions fâcheuses et de l'espèce de prédisposition dans laquelle un mauvais état habituel de santé, un travail excessif ou des excès de toute nature dans le jour qui a précédé l'ascension, et aussi la fatigue résultant de une ou deux nuits passées sans sommeil, placent certains voyageurs.

Convulsions. — Elles n'ont été, que je sache, signalées qu'une seule fois, c'est par mistress Hervey, sur la passe de Rotung (3350^{m}), dans le Lahoul.

« 25 *juin.* — Le capitaine H..., vint me dire bonsoir dans ma tente à neuf heures et observa que j'étais fort pâle, la figure et les mains visqueuses et froides. Je me trouvai alors fort malade, ma tête s'égarait ; j'avais mal au cœur, les pieds et les mains comme de la glace. Des convulsions survinrent et de la mousse me vint aux lèvres. Je m'étendis par terre et j'y restai fort souffrante. »

Le caractère isolé de ce fait, l'extrême susceptibilité nerveuse dont témoignent les autres parties de la relation de cette voyageuse, amènent à se demander s'il ne faut pas rattacher cet état spasmodique plutôt à quelque maladie du genre névrose qu'à la symptomatologie du mal des montagnes.

CHAPITRE V

DES TROUBLES DE LA CALORIFICATION

La question si importante des modifications que la température du corps serait susceptible de subir dans l'ascension des hautes montagnes, est loin d'avoir encore reçu une solution satisfaisante. Ce qui tient à la fois et au petit nombre d'observations publiées sur ce sujet, et aux résultats contradictoires que présentent ces mêmes observations.

M. le professeur Lortet, dans ses deux ascensions au Mont-Blanc, s'occupa de rechercher avec le plus grand soin les variations de sa propre température dans les deux situations différentes de la marche et du repos. Les observations étaient prises à l'aide d'un thermomètre *a maxima de Valfredin* placé sous la langue, et laissé dans cette position pendant au moins quinze minutes. De leur examen il résulte que la température observée durant la marche, s'est, à partir du début de l'ascension, constamment abaissée au-dessous du chiffre physiologique, qu'en outre, la différence était d'autant plus sensible que le degré d'élévation, devenait plus considérable ; près de la cime l'écart atteignait la première fois 4°,5, la seconde 6°. Un phénomène inverse se produisait à l'état de repos, et on constate dans tous les cas le retour de la température vers son chiffre normal.

M. Lortet, dans les considérations dont il fait suivre

l'exposé de ces résultats, déclare qu'un abaissement de température analogue, quoique moins marqué puisqu'il se réduisait à quelques dixièmes de degré, a été observé par lui et à diverses reprises lorsqu'il venait de gravir sans s'arrêter, la pente assez rapide, qui de Lyon conduit à Fourvières.

Ce travail, dont les conclusions se montraient opposées aux idées reçues jusqu'alors au sujet de l'influence du travail musculaire de l'ascension sur la température du corps, amena d'autres observateurs à entreprendre dans le même sens de nouvelles recherches.

M. le professeur Forel, de Lausanne, se basant sur un nombre considérable d'observations recueillies au cours de plusieurs ascensions de montagnes, concluait dans la suite, contrairement aux assertions de M. Lortet, à une élévation constante de la température durant la marche. Ayant omis de faire la même constatation durant les quelques instants où il s'était trouvé sur le Mont-Rose, très fortement influencé par le mal des montagnes, il déclare réserver ses conclusions pour ce cas particulier.

M. Tempest Anderson (1) qui, à sa suite se livrait à la même étude, obtenait des résultats différents, et arrivait, comme M. Lortet, à constater un abaissement de la température buccale du fait de l'ascension. C'est ainsi que dans une expérience faite sur une colline du Yorkshire, sur laquelle il s'était élevé sans s'arrêter, suant et ayant chaud, il observait un abaissement de 1°,3 F.

Il explique les cas en apparence contradictoires de

1. *Temperature of the Body in mountain blimbing. Nature*, t. XII, 1875.

MM. Lortet et Forel, par ce fait que la machine humaine n'aurait pas chez tous les hommes le même rendement ; la quantité de chaleur nécessaire pour obtenir le travail de l'ascension pouvant chez certains individus, et de ce nombre M. Forel, être développée, grâce à une plus grande activité dans les combustions, tandis que d'autres, comme MM. Lortet et Marcet, ainsi que lui-même, seraient incapables de ce surcroît d'oxydation.

A la même époque, un autre observateur anglais, M. Thorpes (1), étudiant sur le Mont-Blanc les variations de sa température, constatait, comme M. Forel, une production plus considérable de chaleur durant le travail de l'ascension. Mais, comme il n'eut pas à souffrir du mal des montagnes, les résultats qu'il obtint ne nous apprennent rien au sujet de l'état de la calorification dans ces circonstances.

Quelque temps après, un voyageur allemand, Calberla, dans le cours d'une ascension au Mont-Rose (4,695m), observait, à des intervalles d'environ 500 mètres, la température de ses deux guides et la sienne, à l'aide d'un thermomètre placé dans le rectum.

Durant la marche, cet observateur et l'un des guides, Bohren, accusèrent constamment une température égale ou supérieure à celle de l'état normal ; l'écart maximum en plus fut de 0°,5. L'autre guide, Peter Muller, présenta, au contraire, à un moment donné, un abaissement de 0°,4. A la cime, durant le repos qui suivit l'arrivée, l'abaisse-

1. *On the temperature of the human Body during mountain blimbing. Nature*, t. XII, p. 165, 1875.

ment était chez ce même guide de 0°,6, et chez Calberla de 0°,2.

Que conclure de ces diverses observations ? La compétence de ceux qui les ont recueillies ne saurait être contestée, et quoi qu'ait dit M. Forel de l'imperfection du procédé employé par M. Lortet, je pense que la grande habitude que ce professeur avait de son usage et aussi que le temps assez prolongé durant lequel le thermomètre demeurait en place, étaient de nature à écarter toute cause d'erreur.

En admettant d'ailleurs que ce procédé ait pu entraîner dans les résultats, une différence de quelques dixièmes de degré, l'abaissement de température observé par M. Lortet, n'en est pas moins très marqué, puisque c'est par degrés que se traduisent les différences entre les observations prises durant la marche et celles recueillies à l'état de repos. Aussi suis-je disposé à croire que le travail musculaire de l'ascension bien que s'accompagnant chez le plus grand nombre d'une élévation réelle de la température, peut alors qu'il devient exagéré, produire chez quelques individus et dans des cas exceptionnels une diminution de chaleur, les combustions organiques se trouvant alors trop restreintes pour suffire à la fois et au travail musculaire et au maintien de la température propre. Je me rallie, en un mot, à l'explication donnée par M. Anderson au sujet des résultats contradictoires, obtenus par MM. Lortet et Forel.

On pourrait maintenant se demander ce que devient cette température, que nous avons jusqu'ici envisagée en dehors des manifestations du mal des montagnes, lorsque ce dernier sévit sur le voyageur à son plus haut degré d'intensité.

Les observations qui précèdent ne peuvent nous permettre de rien conclure à ce sujet ; M. Lortet, au moment où il se trouvait le plus fâcheusement influencé, accusait, il est vrai, un abaissement de température, mais il le présentait déjà en dehors de ces conditions ; M. Forel oublie de faire usage de son thermomètre alors que surviennent les malaises et que par conséquent son observation aurait eu le plus d'importance ; M. Anderson observe un abaissement de température dans des conditions qui n'ont rien à voir avec le mal des montagnes; enfin nous manquons de renseignements sur la situation dans laquelle se trouvait Peter Muller, le guide de Calberla, alors que sa température était durant la marche à 0°,4 au-dessous du chiffre physiologique.

Néanmoins, tout me porte à croire que dans les instants où les symptômes du mal des montagnes, se trouvent en quelque sorte passés à l'état de phase aiguë, il doit se produire constamment un abaissement de la température. La plupart de ces désordres sont, en effet, comme on l'a vu jusqu'ici, le résultat de l'insuffisance d'oxygénation du sang, ils se montrent plus ou moins intenses suivant que cette dernière est elle-même plus ou moins accusée, or il est naturel de supposer qu'au moment où ils atteignent leur plus haut degré de manifestation, la désoxygénation du sang est arrivée à la dernière limite que peut comporter la vitalité des organes.

Dans ces conditions, les combustions organiques, que l'on sait en plus grande partie produites par la combinaison de l'oxygène du sang avec le carbone des tissus, devront se trouver nécessairement restreintes par l'insuffisance du premier de ces éléments. La production de chaleur en sera diminuée et ne pourra de la sorte faire face à la fois aux exigences de la contraction musculaire et aux déperditions énormes de calorique que le froid extérieur, l'évaporation cutanée, et la transpiration pulmonaire font subir à l'économie. Il s'en suivra une rupture d'équilibre et par suite de la prédominance des agents du refroidissement un abaissement de la température.

CHAPITRE VI

DÉSORDRES DE L'APPAREIL MUSCULAIRE.

Il se produit assez fréquemment au cours de l'ascension des hautes montagnes et surtout alors que le voyageur a, depuis un certain temps, franchi la limite inférieure des neiges éternelles, un phénomène étrange du côté de l'appareil musculaire et qui se traduit d'abord, par une difficulté croissante à mouvoir les membres inférieurs, puis bientôt, par une impuissance complète d'action. Il semble en même temps que l'articulation du genou soit devenue le siège d'une laxité anormale insuffisante à maintenir les surfaces articulaires au contact et que la jambe ait été subitement privée des muscles qui la faisaient agir. Il faut joindre à cela l'apparition, dans la plupart des cas, d'une douleur assez vive siégeant ordinairement dans le muscle droit antérieur de la cuisse. Du reste, les citations suivantes achèveront d'établir les caractères de ce singulier symptôme tout en nous renseignant sur son degré de fréquence.

Les jambes se refusent à la marche, disait de Saussure. Ailleurs, il ajoutait, au sujet de l'explication qu'avait donnée Bouguer de l'épuisement musculaire.

« On ne peut attribuer l'épuisement des forces musculaires à la seule fatigue, comme l'a cru M. Bouguer. Un homme fatigué dans la plaine ou sur des montagnes peu élevées, l'est rarement assez pour ne pouvoir aller plus avant ; au lieu que sur une haute montagne on l'est quelquefois à tel point que fût-ce pour éviter le danger le plus imminent, on ne ferait pas à la lettre quatre pas de plus et peut-être pas un seul. »

« J'éprouvais aussi, dit le colonel Bauffroy, rendant compte de son ascension au Mont-Blanc, une sensation aiguë de douleur juste au-dessus des genoux. » Il la ressentait encore près d'atteindre la cime : « Cependant la douleur de mes genoux avait tellement augmenté que tous les vingt ou trente pas, j'étais obligé de m'arrêter jusqu'à ce que son acuité fut calmée. »

De Humboldt, sur l'Antisana et la Chimboraço, se voyait forcé à chaque instant d'interrompre sa marche, en raison de la fatigue musculaire qu'il ressentait.

En 1809, sur le Mont-Blanc, Mlle Marie Paradis, la première femme qui ait tenté l'ascension de cette montagne, se trouvait vers 4600 mètres, complètement épuisée et les guides qui l'accompagnaient durent la soutenir et presque la porter à la cime.

Fraser, après avoir décrit l'état d'épuisement dans lequel se trouvaient ses compagnons en atteignant la gorge élevée de Bansooroo, ajoute : « Je crois que j'y échappai plus longtemps qu'aucun autre ; et cependant après avoir passé cette gorge, quelques pas, en montant, me paraissaient un insurmontable labeur, et même en passant sur les endroits à plat, mes genoux tremblaient sous moi. »

Ce n'est pas seulement l'appareil musculaire de la locomotion qui est susceptible d'éprouver cette singulière fatigue, les membres supérieurs peuvent aussi la ressentir comme le remarquait le Dr Gérard sur la passe de Boorendo, à l'élévation de 15.000 pieds.

« On ne saurait décrire la fatigue extrême que nous occasionnèrent les 500 derniers pieds. Anxieux, malades, nous ne pouvions nous servir de nos bras pour briser un morceau de pierre d'un coup de marteau, nos jambes pouvaient à peine nous porter. »

Zumstein à 4000 mètres sur le Mont-Rose éprouvait une telle lassitude qu'il se voyait obligé de s'arrêter tous les vingt pas. Au même lieu, un de ses compagnons se trouvait réduit à un tel degré d'épuisement qu'il dut être hissé à la cime avec une corde.

Auldjo déclare avoir éprouvé sur le Mont-Blanc dans les genoux et les muscles de la cuisse « une douleur qui rendait le mouvement des jambes difficile. » On sait d'ailleurs qu'il ne parvint à la cime que grâce à l'assistance de ses guides.

En 1837 au même lieu, « Hedringen voulant, au dire d'Atkins, se faire la gloire de mettre le premier le pied sur la cime, se mit à courir, mais à peine eut-il fait quelques pas que, d'épuisement, il s'étendit raide sur la neige pendant deux ou trois minutes essuyant des douleurs cruelles. Il subit les conséquences de son ardeur déplacée pendant tout le temps qu'ils restèrent au sommet. »

L'année suivante Mlle d'Angeville n'atteignait le but que remorquée en quelque sorte par ses guides.

Tschudi dit au sujet de l'extrême fatigue qu'il ressentait lors de son ascension à la Puna du Pérou :

« En vérité quand les richesses les plus précieuses,

quand une gloire immortelle m'eussent attendu quelques centaines de pieds plus haut, il m'eût été physiquement et moralement impossible d'étendre la main vers elles. »

Le naturaliste Desor, si sceptique à l'égard des *prétendus* inconvénients du mal des montagnes, eut cependant occasion d'observer au pied du Mont-Cervin, à une élévation, par conséquent, assez peu considérable, un remarquable exemple d'impuissance musculaire :

« Nous cheminions ainsi depuis un quart-d'heure lorsque tout à coup notre ami Nicolet, nous crie qu'il n'en peut plus. Il éprouve cette fatigue complète dont on est quelquefois assailli dans les Hautes Alpes, mais qui passe très vite pourvu qu'on se repose un instant..... Je vois bien, dit-il, que je n'arriverai pas vivant à Zermatt.. »

Le professeur John Tyndal, dans le récit de l'ascension qu'il effectuait au Mont-Blanc le 12 août 1857, rapporte qu'à partir des derniers rochers le guide Simon qui l'accompagnait, s'écriait à chaque instant : « Ah ! comme ça me fait mal aux genoux. »

Le Dr Piachaud s'exprimait ainsi au sujet de cette faiblesse musculaire dont se plaignent beaucoup de voyageurs :

« Le système musculaire est affecté d'une manière très particulière : on comprend aisément qu'après avoir marché pendant sept heures, à la suite d'une assez mauvaise nuit, on doive éprouver une sensation de fatigue très prononcée ; sans doute cette fatigue existe, mais, à partir de 4,500 mètres, j'ai ressenti, et cela d'une manière assez prompte, une telle prostration musculaire que la fatigue seule ne pouvait l'expliquer. La marche devient fort pénible, les jambes sont lourdes, et on a grand'peine à les faire avancer, et, malgré la meilleure volonté du monde, à chaque vingt ou trente pas, il faut absolument s'arrêter. Ce qui montre bien que la fatigue n'en est pas la cause, c'est qu'après une halte de quelques minutes, on se remet en marche très dispos et se croyant capable de continuer tout d'un trait jusqu'au bout ; mais, après quelques pas, la prostration musculaire revient rapidement, et il faut de nouveau prendre du repos. »

M. le professeur Lortet, dans la narration de son voyage au Mont-Blanc, parle de « l'usure des forces musculaires » dont il commence à ressentir l'effet à partir du Grand-Plateau.

Gardiner dit encore dans le compte-rendu d'une ascension qu'il effectuait sur l'*Elbrouz*, à la date du 28 juillet 1874 :

Nous avions ce que j'ai entendu appeler par un guide suisse « un coup aux genoux. »

Maintenant que ces nombreux exemples ont suffisamment démontré la réalité de cette impuissance musculaire momentanée et sa reproduction fréquente dans les grandes ascensions de montagnes, voyons comme il est possible de l'expliquer.

Faut-il, comme le voulaient les frères Weber et à leur suite nombre d'observateurs distingués, attribuer cette difficulté insurmontable qu'on éprouve à faire mouvoir les membres inférieurs au relâchement de l'articulation coxo-fémorale sous l'influence de la diminution de pression et à la nécessité de l'intervention d'un certain nombre de muscles étrangers au mécanisme de la marche ordinaire, et dont la contraction aurait pour but de prévenir l'écartement des surfaces articulaires ? Je ne le pense pas, et cela pour les raisons suivantes : M. le Dr Jourdanet et M. le Dr Farabœuf, ce dernier cité par M. Bert, ont recherché, tous deux, quelle pouvait être la pression exercée au niveau des mers sur la cavité cotyloïde ; le premier a trouvé qu'elle égalait un poids de 23 kilos, le second de 21 kil. 4. D'un autre côté, M. Farabœuf évalue en moyenne à 5 kilos le poids du membre inférieur dépouillé des muscles qui le rattachent au bassin.

Partant de ces données, M. Bert établit par un calcul d'une justesse incontestable, que la pesanteur du membre inférieur ne pourra parvenir à entraîner la tête du fémur hors de la cavité cotyloïde, qu'au moment où la pression atmosphérique deviendra elle-même inférieure à 0[m],19 cent. Sur le Mont-Blanc, montagne dans l'ascension de laquelle l'impuissance musculaire a été fréquemment signalée, la hauteur de la colonne barométrique se maintenant en moyenne à 0[m],41 centimètres, la force qui tend à retenir la tête du fémur dans la cavité cotyloïde se trouve encore supérieure de 6 kilog., 5 à la force de sens contraire représentée par la pesanteur du membre inférieur.

L'explication des frères Weber ne repose donc que sur une fausse déduction de l'expérience célèbre à laquelle ils ont attaché leur nom, et ne peut en aucune façon nous donner la raison de la fatigue spéciale qui atteint le voyageur sur les hautes montagnes.

D'ailleurs, en supposant pour un instant, qu'à une certaine élévation, la pression atmosphérique devînt insuffisante à maintenir les surfaces articulaires au contact et que des muscles étrangers à la marche ordinaire, dussent se charger de ce soin il arriverait toujours un moment où ces muscles fatigués cesseraient de se contracter et par conséquent d'assurer la cohésion des surfaces. Dans ces conditions le moindre mouvement anormal, le plus petit faux-pas suffiraient à déterminer, comme le faisait remarquer M. Bert, l'issue de la tête du fémur hors de la capsule articulaire, et cet accident devrait être fréquemment signalé dans les récits relatifs aux ascensions de montagnes. On sait qu'il n'en est rien et on peut se rendre compte par leur lecture que la luxation de cette articulation n'a pas été observée une seule fois durant la marche.

L'explication donnée par le Dr Lepileur et dans laquelle il rattache cette sorte de paralysie musculaire, dont il vient d'être question, à la congestion qui se produirait dans le muscle à la suite de contractions répétées, n'est pas plus admissible, rien ne démontre cette congestion et la contraction me paraît même avoir un effet contraire à celui que lui attribue cet auteur, puisqu'au moment où elle se produit, la plus grande partie du sang contenu dans les muscles se trouve chassé vers les radicales veineuses.

Il ne me paraît pas davantage possible d'expliquer le défaut d'action musculaire par accumulation, dans l'intérieur du muscle, des produits acides résultant des combustions actives dont il est le siège durant la contraction, et, dont les principaux, tels que l'acide lactique et le phosphate acide de potasse, sont de nature à en abolir momentanément la contractilité.

Je n'entends pas dire par là que cette acidification ne puisse être la cause de quelques-uns des cas de paralysie musculaire observés, mais c'est évidemment du plus petit nombre. On ne peut supposer en effet, que lorsque le voyageur se voit contraint de s'arrêter tous les seize ou vingt pas, les produits acides du muscle, éliminés par un premier repos, aient pu se reproduire en un aussi court espace de temps.

Quant à la théorie de M. Dufour (1), qui nous représente l'impuissance musculaire comme la conséquence d'une consommation exagérée des substances non azotées introduites dans la circulation par le dernier repas, et aussi de la lenteur trop considérable de la résorption du tissu graisseux destiné à suppléer au combustible, elle me paraît passible des plus graves objections. Comment expliquer, par exemple, que des voyageurs effectuant l'ascension du Mont-Blanc, et qui avaient pu déjeuner avant leur départ des Grands-Mulets, se soient trouvés dans l'impossibilité d'agir à la même élévation que ceux qui, en raison de l'inappétence, avaient dû quitter cette station sans presque prendre de nourriture. Ce fait s'est produit plus d'une fois et les guides l'observent encore assez fréquemment. Il semblerait cependant, d'après la théorie de M. Dufour, que les premiers de ces voyageurs qui avaient ainsi fait provision de matériaux carbonés, auraient dû ne se ressentir de la fatigue musculaire qu'à une hauteur beaucoup plus considérable.

Autre fait qui ne me permet pas d'accepter cette explication : dans l'Amérique du Sud, où la plus grande partie des ascensions se font à dos de mulet jusqu'à la limite des neiges, des cavaliers ont éprouvé cette étrange difficulté de se mouvoir quelques minutes seulement après avoir quitté

1. *Bulletin de la Société médicale de la Suisse romande*, 2e série, Genève, 1874, p. 77.

leurs montures, dans des conditions, par conséquent, où la dépense des substances non azotées provenant du dernier repas, avait été des plus limitée.

Enfin, dans certaines villes de la même contrée, situées à une grande élévation, le fait seul de se rendre d'un point de la ville à un autre, suffit à déterminer chez les nouveau venus l'apparition de cette faiblesse musculaire. C'est ce qu'observait Pæppig à Cerro de Pasco (4350 m.). « Les pieds ont de la peine à supporter le corps, les genoux plient et toutes les occasions de repos, même après quelques pas, sont les bienvenues. C'est un tourment de monter les rues en pente, et quand on se hisse péniblement vers sa maison, c'est avec une vraie joie qu'on retrouve une porte, un coin pour s'arrêter, pour s'appuyer, tout alourdi. »

La seule explication rationnelle me paraît être celle exposée tout d'abord par Brachet, reproduite par le Dr Jourdanet, puis ensuite par M. Bert. C'est même grâce aux remarquables travaux de ce dernier que cette théorie, qui n'avait été jusqu'alors qu'une hypothèse, a pu prendre place au rang des vérités démontrées. On sait que ces auteurs rattachent l'impuissance d'action à laquelle se trouve parfois réduit le voyageur en montagnes, à une insuffisance d'oxygénation telle que les muscles ne peuvent se contracter, faute de l'un des éléments nécessaires à l'accomplissement de cet acte. Que le muscle ne puisse continuer à se contracter en l'absence d'oxygène c'est là un fait universellement admis, ce qui l'est moins, c'est que l'appareil musculaire du voyageur se trouve, à un moment donné, dans cette condition. L'examen des résultats obtenus par M. Bert, alors qu'il analysait le sang de chiens soumis à une forte diminution de pression, le fait cependant prévoir. Le sang se trouvant, en effet, ne recevoir qu'une quantité de plus en plus limitée d'oxygène à mesure que diminue la pression, on conçoit qu'à un moment donné, que pourrait approximativement déterminer le calcul, la consommation de ce gaz deviendra, par suite de l'énergie des combustions organiques, supérieure à l'apport, chez le voyageur en montagnes. A partir de cet instant, une partie de l'oygène absorbé par les tissus cessant d'être remplacée, sans que pour cela les dépenses aient diminué, le sang s'appauvrit de plus en plus et un moment arrive nécessairement où il cesse de fournir aux muscles l'oxygène dont ils ont besoin. Il n'est pas nécessaire pour cela que la quantité d'oxygène que renferme le sang soit inférieure à celle exigée par le travail de la contraction, elle peut être de beaucoup supérieure et l'insuffisance exister néanmoins, ce qui s'explique par ce fait, démontré par M. Bert, que les tissus ont une difficulté extrême à dissocier les combinaisons faiblement oxygénées de l'hémoglobine. Ainsi donc, les muscles cessant de recevoir l'élément vivifiant en quantité suffisante, les contractions languissent tout d'abord puis enfin s'arrêtent. Le voyageur a beau faire appel aux excitations volontaires les plus énergiques, il ne peut avancer. Ce repos forcé a toutefois un avantage, celui de suspendre une des causes les plus puissantes de désoxygénation du sang, et ce liquide peut réparer ses pertes. Puis la proportion du gaz s'étant suffisamment relevée, un nouvel effort devient possible, bientôt suivi d'un nouvel arrêt, et cet état de choses persistera aussi longtemps que le degré de raréfaction atmosphérique qui l'a provoqué.

CHAPITRE VII

DE L'INFLUENCE DE LA NEIGE SUR LE MOMENT DE L'APPARITION DES SYMPTOMES ET DES ACCIDENTS QU'ELLE DÉTERMINE

La limite inférieures des neiges éternelles est loin de se montrer à une égale élévation sur toutes les montagnes, on peut dire, d'une manière générale, qu'elle apparaît à une hauteur d'autant plus considérable, que ces dernières vont se rapprochant davantage de l'équateur. C'est ainsi que cette limite peut être fixée à 2700 mètres pour les Alpes et les Pyrénées, à 2900 mètres pour l'Etna, à 4300 pour le Popocatepetl. Cependant cette règle n'a rien d'absolu elle est susceptible de varier dans d'assez grandes limites suivant l'exposition des montagnes que l'on considère et le degré de température du vent qu'elles ont coutume de recevoir. Le niveau glacé, ui sur les volcans situés sous l'équateur au voisinage de Quito est à 4300 mètres, remonte en moyenne à 5000 mètres dans l'Himalaya.

La neige a, sur le moment d'apparition des symptômes, une influence incontestable, et si ces derniers se produisent plus vite sur nos montagnes que sur celles de l'Asie centrale ou du Pérou, c'est en grande partie à une différence dans la hauteur à laquelle se montre la limite inférieure des neiges éternelles qu'il faut l'attribuer. Comment expliquer cette action de la neige ?

De Saussure, dans l'explication qu'il donnait au sujet

des malaises observés sur les hautes montagnes, pensait qu'il faillait joindre à l'influence prépondérante de la diminution de pression et de la raréfaction atmosphérique, celle d'une viciation des couches d'air avoisinant la surface des neiges. Il avait été amené à cette conclusion par les résultats d'une analyse faite par Sennebier, d'une certaine quantité d'air receuillie, dans les interstices de la neige, au col du Géant. Voici d'ailleurs ces résultats tels qu'ils sont rapportés par de Saussure : « A Genève, un mélange de parties égales d'air atmosphérique et de gaz nitreux donna deux fois 1,00. L'air de la neige éprouvé de la même manière donna une fois 1,85 et l'autre 1,86. Cette épreuve qui paraissait indiquer une grande impureté dans cet air aurait exigé des expériences nouvelles pour reconnaître la nature du gaz qui occupait dans cet air la place de l'oxygène. »

Dans la suite, Boussingault, analysant l'air contenu dans un peu de neige rapportée du Chimboraço, lors de l'ascension qu'il effectuait sur cette montagne, à la date du 16 décembre 1831, obtenait des résultats semblables à ceux de Sennebier, et expliquait les malaises ressentis sur la neige par la viciation que faisait subir cette dernière à la composition de l'air ambiant. Il n'avait pas remarqué, ce qu'il fit dans la suite que, dans son expérience, comme dans celle de Sennebier, la diminution de la proportion d'oxygène dans l'air analysé tenait à ce que ce gaz se dissolvait en plus forte proportion que l'azote dans l'eau résultant de la fusion de la neige ainsi recueillie. De nouvelles recherches, dans lesquelles il eut soin d'éliminer cette cause d'erreur, lui démontrèrent d'une façon évidente que l'air, pris au voisinage des neiges, a la même composition que celui de la plaine.

Du reste, ces derniers résultats se trouvèrent confirmés par les analyses, que fit Frankland, de l'air recueilli au sommet du Mont-Blanc, et de celui pris au pied de cette montagne. Cet expérimentateur a en effet trouvé :

20,89	d'oxygène dans l'air puisé à Chamonix.		
20,80	—	—	sur la montagne des Grands-Mulets.
20,96	—	—	au sommet du Mont-Blanc.

La neige n'exerce donc aucune action sur la composition de l'air qui l'avoisine, et c'est à un autre point de vue que doit être examinée son influence sur la production des malaises. On peut dire, d'une manière générale, qu'elle hâte le moment d'apparition de ces derniers en élevant le chiffre des combustions organiques rendant ainsi plus active la consommation d'oxygène et plus promptement sensible, par conséquent, l'insuffisance d'oxygénation du sang. J'ai dit que la neige élevait le chiffre des combustions organiques et cela se conçoit facilement si l'on songe à la dépense plus grande de forces musculaires que doit faire le voyageur qui gravit les flancs neigeux d'une montagne. Chaque pas que l'on fait sur ce terrain, en quelque sorte mouvant, se réduit à la moitié de sa longueur par suite des glissades et du manque de point d'appui.

Boussingault disait à ce sujet : « Dans toutes les excursions que j'ai entreprises dans les Cordillières, j'ai toujours éprouvé, à hauteur égale, une sensation infiniment plus pénible, en gravissant une pente couverte de neige, qu'en m'élevant sur une pente nue. » La dépense de forces que détermine la marche sur la neige varie pour un même trajet, suivant le degré de consistance de cette dernière, est-elle molle et fraîchement tombée, la marche sera plus pénible, plus laborieuse, car au-dessous de cette couche sans résistance, le pied rencontre la surface unie du glacier sur laquelle il est exposé à glisser. Lorsqu'elle se montre, au contraire, de consistance plus ferme et qu'elle ne cède que modérément sous le poids du voyageur, celui-ci avance avec une facilité beaucoup plus grande et les guides ont alors coutume de dire que « *la neige est bonne.* »

Cet élément contribue d'une autre façon à accroître l'intensité des combustions organiques, c'est en refroidissant de son contact les couches d'air ambiant, ce qui force l'organisme à élever le chiffre de sa production de chaleur. Le refroidissement qu'il détermine du côté des pieds plongés durant de longues heures au sein de ce milieu glacé, agit encore dans le même sens. Parfois même, comme nous allons le voir, ce refroidissement est assez intense pour déterminer la congélation des parties.

Congélation des orteils. — Cet accident est des effets du froid celui dont il est fait le plus souvent mention dans les récits des voyageurs, ce qui s'explique par cette circonstance que les pieds, par suite de leur contact permanent avec la neige, sont le plus exposés à se refroidir. Il s'observe surtout alors que l'inclinaison de la pente, l'essoufflement et l'oppression, la faiblesse et l'impuissance musculaire impriment à la marche une lenteur voisine de l'immobilité. Les parties atteintes perdent d'abord la sensibilité et présentent la blancheur de la cire, ce qui tient à l'arrêt de la circulation ; on peut encore malgré cela continuer à les mouvoir. Parfois d'horribles souffrances avertissent le voyageur de cette altération pathologique. Si on ne cherche pas alors à ramener la circulation par des moyens appropriés, ou encore ce qui est plus fâcheux, si on fait usage d'un traitement opposé aux enseignements de l'expérience, la congélation devient définitive et au bout d'un jour ou deux la gangrène se montre. Ce mode de terminaison est le plus rare, cependant Ambroise Paré déclare l'avoir observé durant la traversée des Alpes par l'armée française.

Le plus souvent, après un temps plus ou moins long et des frictions énergiques, on voit ces parties reprendre leur coloration et la sensibilité se rétablir.

Le comte de Tilly, qui effectuait l'ascension du Mont-Blanc à la date du 9 octobre 1834, nous est un exemple des fâcheux effets que peut produire l'application brusque de la chaleur aux parties ainsi congelées. Le froid, singulièrement aidé par le port d'une chaussure trop étroite, ayant déterminé chez lui l'engourdissement et l'insensibilité des pieds, il eut la malencontreuse idée de les entourer d'une peau de mouton revêtue de sa toison. Le résultat fut tel qu'il aurait dû le prévoir, ses pieds enflèrent d'une manière prodigieuse, des ampoules énormes se formèrent à la surface de la peau et il souffrit d'atroces douleurs qui le réduisirent à l'inaction pendant plusieurs jours.

Toutefois malgré les craintes sérieuses que lui inspirait l'état de deux ou trois orteils qui étaient devenus le siège d'une suppuration assez abondante, il n'eut pas à en regretter la perte.

Lepileur rapporte que durant le voyage qu'il fit au même lieu, lui et ses compagnons durent s'arrêter fréquemment pour chercher à ramener la circulation dans leurs orteils en partie congelés.

Pendant leur séjour au Grand-Plateau, Bravais, ayant dans la soirée du 31 août, fait au dehors par un froid de 13° une observation assez longue, s'aperçut en rentrant dans sa tente qu'un de ses pieds était gelé. Il passa une partie de la nuit à y ramener la chaleur et la sensibilité presque éteintes et n'y parvint qu'après un assez grand nombre d'heures.

Ces accidents ne sont pas spéciaux aux ascensions en montagnes car les chirurgiens militaires, pendant la désastreuse retraite de 1812, et, plus tard, durant les deux hivers que notre armée passa sous les murs de Sébastopol, en observèrent de nombreux exemples. Toutefois je ne suis pas éloigé de croire que, sur les hautes montagnes, l'action du froid se trouve puissamment favorisée par l'insuffisance d'oxygénation du sang. J'ajoute que les individus atteints d'une dégénérescence athéromateuse des artères présentent une évidente prédisposition à la congélation des parties et à l'apparition consécutive de la gangrène.

J'arrive maintenant à la fâcheuse influence que la neige exerce, par un tout autre mécanisme, sur les parties de la peau exposées à l'air, telles que le visage, le cou, les mains et, en particulier, sur les yeux. On sait que cet élément réfléchit à sa surface la presque totalité non-seulement des rayons lumineux mais encore des rayons calorifiques et chimiques, et que ces derniers se propagent avec la même vitesse et se réfléchissent suivant la même loi. J'ajoute que les rayons calorifiques se montrent plus intenses à ce degré d'élévation que dans la plaine. MM. Bravais et Martin ont, en effet, constaté à l'aide du pyrhéliomètre à lentille, qu'en août moyennement aux mêmes heures la chaleur de la radiation solaire était de 1,20, sur le Grand-Plateau du Mont-Blanc et de 0,98 à Chamonix. On comprend en outre, que plus la surface de la neige sera blanche plus intense aussi sera la réflexion ; la neige fraîchement tombée réalise au maximum cette condition. On a donné à ce phénomène le nom de *réverbération des neiges*.

Altération de la peau. — Les parties exposées à l'air, et sur lesquelles arrivent les rayons calorifiques et chimiques ainsi réfléchis, deviennent le siège d'une rougeur intense qui rappelle assez bien la brûlure du premier degré. Cette modification se montre surtout sur la peau du visage et s'accompagne de démangeaisons insupportables.

Elle est d'autant plus prompte à se produire et d'autant plus accusée que les personnes qui s'exposent à la réverbération des neiges ont la peau plus fine et plus délicate ; les femmes en sont particulièrement affectées. Elle se montre plus rare sur les visages brûlés par le hâle et les guides, après en avoir subi plusieurs fois l'influence, finissent par ne plus en ressentir les effets.

Au bout de deux ou trois jours la rougeur disparaît, les couches superficielles de l'épiderme prennent une teinte café au lait, se soulèvent par plaques donnant ainsi lieu à une desquamation qui rappelle assez bien celle de l'érysipèle et se prolonge parfois au-delà d'un septenaire. Je dirai, pour être complet, que l'évaporation très active qui s'observe sur les hautes montagnes et aussi l'état de sécheresse de l'air contribuent pour une grande part à la production de cette altération tégumentaire.

Don Ulloa disait à ce sujet, dans sa description du *sorochê* :

« L'air sec et subtil occasionne une telle sécheresse, que l'épiderme et surtout la pellicule, qui recouvre les lèvres, se gerce et se fend, on y sent de la douleur et bientôt le sang y paraît ; les mains deviennent rudes et squameuses... On appelle ces affections *chugno*, nom par lequel les naturels désignent une chose ridée et durcie par le froid. »

Voici maintenant les observations concernant plus spécialement l'action exercée par la réverbération des neiges.

La première est du savant génévois de Saussure et se trouve dans la relation de son séjour au Col-du-Géant. « Comme nos observations nous obligeaient à nous tenir en plein air presque tout le jour j'avais recommandé à mon fils et à mon domestique d'avoir toujours, comme je le faisais moi-même un crêpe sur le visage. Mon domestique crut pouvoir s'en passer, mais il lui survint une enflure de toute la face et en particulier des lèvres, qui le rendait hideux et qui fut même accompagnée de gerçures très douloureuses. »

F. Clissold déclare avoir beaucoup souffert du visage dans le cours de son ascension au Mont-Blanc, le lendemain il eut la fièvre.

Le Dr Rey nous apprend, dans sa description du mal des montagnes, que Atkins, à la suite du même voyage, perdit entièrement la peau du visage et que de ses deux compagnons, l'un, Hédringen, la perdit jusqu'à *trois fois* et que l'autre, Pedwel, fut longtemps méconnaissable.

Boussingault fit à ce propos, sur l'Antisana, une remarque curieuse. De tous ceux qui l'accompagnaient un nègre lui seul exempt de cette altération de la peau du visage, ce qui tendrait, dit cet auteur, à justifier l'opinion qu'il suffirait de se noircir la figure pour la préserver de cette action fâcheuse de la lumière.

Il ajoute encore :

« L'altération si profonde de la peau du visage ne saurait provenir de l'extrême sécheresse de l'air mais plutôt de l'action d'une lumière trop vive, puisque pour s'en garantir, il suffit de se couvrir la figure d'un ample crêpe de couleur. »

Ophtalmies. — Les yeux, ai-je dit, ont aussi à souffrir de la réverbération des neiges. La conjonctive devient le siège d'un afflux exagéré de sang, elle rougit, s'injecte, ce qui donne le plus souvent lieu à une production de muco-pus. La cornée elle-même s'enflamme et le voyageur accuse de la photophobie. On constate, en un mot, tous les symptômes d'une kérato-conjonctivite franche. Les glandes ciliaires participent également à ce processus pathologique, elles sécrètent avec plus d'abondance ce liquide visqueux, agglutinatif, connu sous le nom de *chassie* et qui, déterminant l'accolement des paupières, peut entraîner la suppression momentanée de l'usage de la vue. Ce n'est pas à une autre cause qu'il faut attribuer la cécité passagère éprouvée par le Dr Paçard (1) au retour de la première ascension du Mont-Blanc. Jacques Balmat qui partagea avec lui la gloire de cette victoire sans précédent remportée sur le colosse, avait, dans une tentative antérieure, éprouvé quelque chose d'analogue. Lorsqu'il arriva chez lui, il était, nous dit-il, presque aveugle.

1. *Histoire du Mont-Blanc*, par Stephen d'Arve, Paris, 1878.

Ce ne sont pas là d'ailleurs des faits isolés et on retrouve les troubles de la vue signalés par presque tous les voyageurs qui ont négligé de recourir aux moyens dont il sera question à propos du traitement prophylactique.

Howard, Rausslaer, Undretl, souffrirent cruellement des yeux pendant et après l'ascension qu'ils effectuèrent au Mont-Blanc, à la date du 12 août 1819.

Un des guides de Clissold perdit pendant quelques jours l'usage de la vue.

Boussingault déclare, qu'au retour de son ascension sur l'Antisana, il fut pris d'une inflammation aux yeux qui le rendit aveugle pendant plusieurs jours. Il en fut de même du nègre qui l'accompagnait bien qu'il n'eût présenté aucune altération de la peau du visage.

Von Tschudi dit à ce même sujet :

« Les voyageurs dans les Cordillières sont encore sujets à des accidents qu'on désigne sous le nom de *surumpe*... Ce sont des affections oculaires dues à l'action du soleil réfléchi sur les neiges. »

Ces accidents, assez fréquemment constatés au cours de l'ascension des hautes montagnes, sont complètement étrangers à l'altitude, on les constate chez tous les peuples qui, comme les Esquimaux, vivent en permanence au milieu des neiges. Les voyageurs qui ont visité ces contrées rapportent que les habitants souffrent, pour la plupart, de conjonctivites chroniques, qu'ils ont, en outre, le bord des paupières dégarni de cils, rouge et tuméfié.

L'inflammation dont je viens d'esquisser à grands traits les caractères se dissipe assez promptement sous l'influence d'un traitement approprié, mais il n'est pas douteux que sa répétition fréquente, surtout chez des individus à diathèse scrofuleuse, pourrait devenir le point de départ de désordres graves du côté de l'appareil visuel. Je dois ajouter cependant que ces accidents tendent de nos jours à devenir de plus en plus rares, guides et voyageurs comprenant l'importance qu'il y a à faire usage de moyens préservatifs.

CHAPITRE VIII

DE L'ACCOUTUMANCE

On désigne ainsi l'espèce d'immunité dont jouissent à l'égard des symptômes du mal des montagnes, les personnes qui, à l'exemple des guides, se sont familiarisées avec l'habitude des grandes courses. Les voyageurs sont, de nos jours, tellement convaincus des heureux effets de l'habitude, qu'il est rare de voir des touristes à leurs débuts entreprendre une grande ascension sans l'avoir fait précéder d'un *entraînement* préparatoire consistant en une série de voyages sur des montagnes de moindre élévation. Dans l'étude que j'ai faite de chacun des troubles présentés par les divers appareils, il m'est presque constamment arrivé de signaler sa disparition ou tout au moins son amélioration du fait de l'accoutumance. J'ai maintenant à établir sa possibilité, ses effets, et à rechercher en outre de quelle façon s'exerce sa bienfaisante influence. Les faits qui démontrent la réalité et les résultats de l'accoutumance sont des plus nombreux, je me bornerai à citer les principaux.

De-Saussure qui lors de son ascension au Buet en 1778, se trouvait influencé à une élévation de 3076 mètres, ne l'était qu'au-delà de 4000 mètres dans le voyage qu'en 1787, il effectuait au Mont-Blanc. Différence qui s'explique par les nombreuses courses auxquelles il se livra dans cet intervalle et qui l'habituèrent aux effets de l'air raréfié,

Aussi disait-il, parlant de lui-même, qu'il était accoutumé à l'air des montagnes et qu'il se portait mieux dans cet air que dans celui de la plaine.

La tolérance, je dirais presque l'immunité des guides actuels, comparée à l'extrême susceptibilité de ceux que de Saussure nous montre au Grand-Plateau vaincus par quelques pelletées de neige, est à mes yeux une preuve nouvelle de ce que peut l'habitude.

On ne peut, en effet, songer à expliquer cette différence par un changement de constitution tel que les guides de nos jours seraient plus robustes que leurs devanciers, les statistiques médicales nous apprennent que les maladies et en particulier les maladies de poitrine se montrent aujourd'hui plus fréquentes au sein de cette population qui avait fourni au savant génevois l'escorte dont il était accompagné lors de son ascension au Mont-Blanc. Il faut y voir la conséquence de ce fait que les grandes courses avaient été jusqu'alors chose inconnue pour les compagnons de Saussure, que sur dix-huit guides, dont se composait sa suite, trois seulement avaient déjà effectué le même voyage, tandis qu'actuellement les guides qui accompagnent les voyageurs sur le Mont-Blanc ont pour la plupart déjà participé à plusieurs ascensions antérieures ; il en est même dont le nombre des voyages au sommet dépasse quarante.

Zumstein, qui entreprit à trois reprises l'ascension du Mont-Rose, ressentit la première fois les atteintes du mal des montagnes à 3276 mètres, tandis que dans les voyages suivants il ne se trouvait influencé qu'à partir de 4300 mètres.

Victor Jacquemont se trouvait tout aussi incommodé à

4200 mètres au début de ses voyages dans l'Himalaya qu'il l'était dans la suite, sur la même chaîne de montagnes, à une élévation de 6000 mètres.

Le naturaliste français d'Orbigny qui lors de son premier voyage à la Paz (3700 m.) ne pouvait, dans les rues à pente très roide, monter sans être arrêté, de dix en dix pas, par des palpitations et le manque de respiration, et qui faillit un jour succomber pour avoir voulu se rendre, à pied, et en gravissant une pente très rapide, à un village voisin distant d'une lieue, dit au sujet de ces malaises : « Les personnes nées dans le pays ne s'en ressentent aucunement. Toutes m'assurent qu'on peut s'y habituer, et j'en acquis personnellement la preuve à mon retour trois ans plus tard. »

Une autre attestation en faveur de l'accoutumance se retrouve dans la partie de sa relation où il décrit les tourments qu'il eut à subir en traversant les Cordillières : « J'eus une preuve bien marquée de ce que peut l'habitude. Tandis que je souffrais ainsi, je voyais deux Indiens, envoyés en courriers, gravir agilement à pied, avec facilité, pour abréger leur route, des points incomparablement plus élevés que ceux où je me trouvais, et sur lesquels des bergers, légers comme des chèvres des Pyrénées, étaient occupés, au milieu des vallées humides près des neiges perpétuelles, à garder leurs troupeaux de lamas. Ils étaient pourtant à une élévation égale à celle du Mont-Blanc. »

Von Tschudi, après avoir décrit les manifestations du *soroché*, ajoute : « Tous les habitants des côtes et les européens qui, pour la première fois, franchissent les hautes Cordillières éprouvent cette maladie... Par un long séjour dans ces hautes régions, l'organisme s'accoutume à cette action de l'air raréfié. Des européens vigoureux peuvent même grimper avec légèreté les plus hautes montagnes et s'y mouvoir aussi librement que sur les côtes.... Les indiens montagnards qui vivent depuis leur enfance dans cet air raréfié ne souffrent pas de la Puna. »

« Le Dr Lepileur à son deuxième voyage au Mont-Blanc eut occasion de constater les heureux effets de l'habitude : « J'arrivai au Grand-Plateau (3932[m]) sans fatigue et beaucoup mieux portant que la première fois aux Grands-Mulets (3050[m]). »

Le botaniste français Weddell s'exprime ainsi au sujet des Indiens qui vont toujours courant, sur la route de la Paz à Puno. « Ils ne paraissent jamais essoufflés, tandis que dans ce même pays, un européen peut à peine courir dix pas sans être obligé de s'arrêter. »

Les frères Sehlagintweit offrent, sans contredit, le plus remarquable exemple d'accoutumance qui ait jamais été observé. Dans leurs explorations sur les glaciers de l'Ibi-Gamin au Thibet, ils ont campé du 13 au 23 août 1855, à des hauteurs comprises entre 5.500 et 6.500 mètres, et le 19 du même mois, ils atteignaient la prodigieuse élévation de 7.149 mètres. L'influence de la raréfaction atmosphérique qui, au début du voyage, s'exerçait sur eux d'une façon assez sérieuse dès qu'ils atteignaient des cols sis à une élévation de 17.000 à 18.000 pieds, se faisait dans la suite à peine sentir, alors, qu'après plusieurs jours passés à une grande hauteur, ils arrivaient à 19.000 pieds.

Le voyageur français Jules Rémy nous donne dans la relation de ses voyages sur les hautes montagnes du voisinage de l'équateur, une nouvelle preuve de l'efficacité de l'habitude.

Après avoir, durant ses premières excursions, éprouvé les effets du *Soroché* à une élévation inférieure à 4000 mètres, il put dans la suite, sans gêne de la respiration de malaises, atteindre successivement la cime du Pichincha (4860^{m}) puis celle du Chimboraço (6543^{m}).

Le Dr Ch. Guilbert, dans cette partie de sa thèse consacrée à l'étude du *Soroché*, se montre convaincu de la réalité de l'accoutumance et de ses résultats favorables : « plus tard l'équilibre s'étant établi peu à peu, tous ces symptômes disparaissent généralement au bout de quelques semaines et l'on s'accoutume parfaitement à vivre dans ces hautes régions. »

Le Dr Jourdanet, dans ses remarquables travaux sur l'influence de l'altitude, reconnaît également les avantages que retire le voyageur d'un entraînement préparatoire, mais il n'admet pas qu'à aucun instant l'immunité puisse être complète.

M. Léon Coindet, médecin en chef du corps expéditionnaire du Mexique, s'exprime ainsi au sujet de la façon dont nos troupes s'habituaient à l'air raréfié des hauts plateaux : « La constitution des soldats se mit peu à peu en harmonie avec le milieu et aujourd'hui, après dix mois de séjour sur l'Anahuac, elle s'est transformée de telle sorte qu'elle s'est rapprochée de celle de l'Indien. »

M. Gavarret et Leroy de Mericourt, dans leur étude respective du mal des montagnes, s'accordent à signaler l'heureuse modification sinon la disparition complète des symptômes, du fait de l'accoutumance.

M. le professeur Lortet déclare, en faisant le récit de sa deuxième ascension au Mont-Blanc, qu'il se trouvait au moment de cette nouvelle entreprise, dans des conditions plus favorables en raison de l'habitude des courses. On constate, en effet, qu'il eut beaucoup moins à souffrir que la première fois. Sa relation renferme en outre de nombreux faits tendant à établir la possibilité pour l'homme de s'accoutumer à vivre au sein d'un air très rarefié.

M. Charles Durier, dans le compte-rendu de l'ascension qu'il effectuait au même lieu le jour même où M. Lortet accomplissait son premier voyage, déclare que plus heureux que ce dernier il n'eut presque pas à souffrir. Il attribue cette sorte d'immunité à l'entraînement de plusieurs semaines par lequel il s'était préparé à cette grande course.

M. Forel, de Lausanne, dit à ce même sujet : « Chaque année j'ai plus souffert dans ma première ascension d'été que dans les courses subséquentes ; ainsi en 1865, j'ai été très fortement éprouvé par le mal des montagnes sur le Col-du-Géant à 3400 mètres. C'était ma première ascension, mais six jours après entraîné que j'étais par les passages successifs des Cols, du Géant, de Joux, de Ravizola, d'Ollen et des Turlot, j'ai fait le passage de Weissthor (3610 m.), sans souffrir aucunement de l'influence de l'altitude.

On a vu, à propos de l'oppression, que le géographe Fr. Drew constatait la disparition de ce malaise à la suite d'un séjour prolongé à une grande élévation.

Dans une lettre publiée par M. Bert, dans son remarquable ouvrage sur la pression barométrique, et qui lui fut adressée par le Dr Ward, attaché comme médecin aux travaux du chemin de fer qui traverse les Andes du Callao à la Oroya, je retrouve également attestés les heureux effets de l'accoutumance :

« Presque tous les ouvriers qui ont travaillé au tunnel excepté les indigènes ont souffert plus ou moins durement de la diminution de pression ; cependant ils se sont presque tous assez rapidement accoutumés à cette influence, c'est-à-dire après une ou deux semaines. »

M. Bert cite encore quelques autres faits du même genre et il s'attache à démontrer la nécessité pour les voyageurs d'un entraînement préparatoire. Il nous apprend en outre que l'accoutumance est loin d'être définitive et que le voyageur qui laisse s'écouler un trop long intervalle entre les courses qui l'ont engendrée et de nouvelles ascensions s'expose à ne plus jouir de l'immunité dont elle s'accompagne : « Un des membres du club-alpin autrichien, des plus familiers avec les sommets élevés des Alpes, qui se vantait à moi de n'avoir jamais rien ressenti au Mont-Rose ni au Mont-Blanc, m'avoua avoir été fort malade un jour pour avoir fait en sortant d'une vie sédentaire et sans nulle transition, une ascension de 2,500 mètres.

Une indisposition passagère est également de nature à priver le voyageur du bénéfice de l'accoutumance ; c'est ce qu'observait le capitaine A. Gérard, durant ses excursions sur les hauts sommets de l'Asie centrale :

« Quand je ne me portais pas bien, j'ai souffert à 13.000 pieds, tandis qu'en bonne santé je n'ai rien ressenti à 16,000 pieds. »

Je dois ajouter que toutes les personnes ne sont pas également aptes à s'accoutumer aux effets de l'air raréfié ; c'est ainsi que les individus obèses ne s'habituent que très difficilement à en subir l'influence. Ce qui s'explique par ce fait que leurs muscles ayant à élever un poids plus considérable réclament une suractivité également plus grande des combustions organiques, rendant ainsi plus sensible l'insuffisance d'oxygénation du sang due à la raréfaction atmosphérique.

Il en est même pour lesquels l'accoutumance ne peut exister, ce sont ceux qui dans les conditions ordinaires présentent, soit par suite d'un défaut d'intégrité des voies respiratoires, soit encore en raison d'une anémie globulaire, une hématose incomplète. On peut en dire tout autant pour les personnes atteintes d'une affection cardiaque.

Comment s'établit l'accoutumance ?

Tout me porte à croire qu'elle est la résultante de modifications diverses subies par quelques-uns des appareils de l'économie à la suite d'un certain nombre de voyages entrepris à une grande élévation, dans un intervalle de temps peu considérable. Les premiers changements se montreraient du côté de l'appareil respiratoire ; la capacité pulmonaire que nous avons vue diminuée chez les personnes influencées par le mal des montagnes deviendrait au contraire, chez celles qui se sont accoutumées à l'air raréfié, plus considérable qu'à l'état normal.

M. Coindet, comparant le nombre de litres d'air expiré en une minute par cinq Français nouvellement arrivés au Mexique et à Mexico, avec celui expiré dans le même temps, par cinq autres Français depuis plusieurs mois sur les hauts plateaux, obtenait pour moyenne, dans le premier cas,

5 litres 47c., dans le second, 6 litres 32c. Quinze autres individus depuis longtemps acclimatés, dont cinq Indiens, cinq Mexicains, et cinq Métis, avaient dans les mêmes conditions fourni une moyenne de 6 litres 06 par minute.

Le Dr Armieux, à la suite de mensurations prises sur 104 infirmiers, avant leur départ de Toulouse et après quelque temps de séjour à Barèges, constatait que leur circonférence thoracique avait notablement augmenté. Il en concluait que la raréfaction plus considérable de l'air à cette hauteur avait déterminé chez eux une augmentation de la capacité respiratoire.

M. le professeur Jaccoud s'exprime ainsi au sujet des modifications que subit la respiration après quelques jours de résidence à Saint-Moritz (1855m), dans l'Engadine :

« La fréquence de la respiration est augmentée, le nombre moyen de mes inspirations à Paris, au repos, est de 15 par minute ; il est de 19 à 20 dans l'Engadine ; en même temps qu'elle est plus fréquente la respiration est plus profonde ou, pour mieux dire, plus ample ; la raison, c'est que dans ce milieu raréfié, il faut une capacité, une absorption inspiratoire plus grande pour maintenir dans l'appareil pulmonaire la quantité d'air nécessaire à l'accomplissement régulier des opérations de l'hématose, et de la nutrition en état de suractivité. Or, l'augmentation légère du nombre des inspirations ne saurait amener ce résultat ; il ne peut être dû qu'à une ampliation pulmonaire plus considérable qui met en jeu certaines régions du poumon que j'appelle paresseuses, parce que dans les conditions ordinaires, elles ne prennnet qu'une très faible part à l'expansion expiratoire ; ces régions sont les parties supérieures des organes. »

Drew, dans le récit de son voyage dans les hautes vallées du Ladhâk, après avoir parlé de l'espèce d'immunité dont jouissent les indigènes à l'égard des symptômes du mal des montagnes et de celle qu'il avait en partie acquise après un séjour de quelque durée à une grande élévation, l'attribue à la fois et à une fréquence plus grande dans le nombre des inspirations et à une augmentation de la capacité respiratoire.

Le Dr Vacher dit, à ce même propos, dans son étude médicale et climatologique sur la station de Davos (1650[m]), dans les Grisons :

« Comme premier signe d'amendement des symptômes thoraciques dans la phthisie, on observe à Davos un accroissement de la capacité respiratoire mesurée à l'aide du spiromètre, instrument couramment employé dans cette station. »

Le Dr Mermod (1) recherchant le volume de l'air expiré en une minute à Strasbourg (142[m]), puis à Sainte-Croix (1100[m]) trouve que ce volume est à la première de ces stations de 5 litres 85 cent., et à la seconde, après quelque temps de séjour, de 6 litres 26 cent.

Je suis d'autant mieux disposé à admettre l'accroissement de la capacité pulmonaire dont parlent ces auteurs et sa part d'intervention dans l'établissement de l'accoutumance que les peuples qui vivent à une grande élévation et pour lesquels l'immunité est en quelque sorte héréditaire, présenteraient, au dire de quelques observateurs, une augmentation du volume des poumons et des diamètres du thorax.

1. P. Bert, *la Pression barométrique*, p. 1157.

D'Orbigny s'exprimait ainsi au sujet des Indiens *Quichuas*, tribu qu'il nous représentait vivant continuellement à une élévation de 2500 à 5000 mètres : « Les Quichuas ont les épaules très larges, carrées, la poitrine extrêmement volumineuse, très bombée et plus longue qu'à l'ordinaire ce qui augmente le tronc ; aussi le rapport normal de longueur respective de celui-ci avec les extrémités ne paraît-il pas être le même chez les Quichuas que dans nos races européennes, et diffère-t-il également de celui des autres rameaux américains. » A cet agrandissement du thorax devait correspondre dans l'idée de cet observateur, un accroissement de volume des poumons ; pour s'en assurer il fit à l'hôpital de la Paz, avec l'aide de M. Bournier, médecin de cet établissement, un certain nombre d'autopsies d'Indiens venus des hauts plateaux et décédés en ce lieu. Ces recherches confirmèrent la justesse de ses prévisions car il constatait que leurs poumons étaient plus volumineux, qu'ils renfermaient plus de cellules que ceux qu'il avait pu étudier en France et qu'en outre ces cellules étaient plus grandes.

Le Dr Archibald Scmith nous dit également avoir observé chez les habitants des Andes, un développement plus considérable de la partie supérieure du tronc, et c'est à un accroissement consécutif de la capacité des organes pulmonaires qu'il attribue l'espèce d'immunité dont ils jouissent.

Pareille remarque aurait été faite, au dire de Darwin, par un autre voyageur, M. Forbe qui, ayant mesuré avec un grand soin un grand nombre d'Aymaras, vivant à une altitude comprise entre 10 et 15,000 pieds l'informa qu'ils différaient très notablement des hommes de toutes les autres races qu'il avait vues, par la circonférence et la longueur du thorax.

L'attestation suivante est du Dr Jourdanet (1).

« L'Indien qu'on peut considérer comme définitivement acclimaté, possède une poitrine dont l'ampleur dépasse les proportions qu'on devrait attendre de sa taille peu élevée. Aussi se livre-t-il, sans gêne, à des exercices qui auraient lieu de surprendre en tous pays... Sa vaste poitrine le met à l'aise au milieu de cet air délié. »

Voici encore un passage que j'extrais d'un ouvrage plus récent (2) publié par le même auteur :

« Je possède le relevé d'un grand nombre d'observations qui ne me permettent pas de conserver le moindre doute. Elles m'autorisent à affirmer que pour une moyenne de taille de 160 à 165 cent. les indiens de l'Anahuac ont un sternum d'une longueur de 227^{mm} sur 895^{mm} de circonférence thoracique, mesurée immédiatement au-dessus des mamelles. »

M. E. Roy, ancien sous-directeur de l'Ecole des arts et métiers de Lima, se montrait du même avis dans une lettre adressée à M. Bert.

« La race indienne est forte et vigoureuse, la nature ou l'effet d'une espèce d'atavisme, l'a douée d'un puissant appareil respiratoire, qui lui permet, probablement par la respiration d'une plus grande quantité d'air, de retrouver

1. *Les altitudes de l'Amérique tropicale* ; Paris, 1861.

2. *Influence de la pression de l'air sur la vie de l'homme* ; Paris, 1875.

l'équivalent d'oxygène nécessaire à son existence et au maintien d'une bonne constitution. »

Dans une autre lettre, déjà citée et adressée par le Dr Viard au savant physiologiste, il en est dit tout autant des habitants des Andes :

« Les natifs sont des hommes courts et trapus, avec une capacité pulmonaire immense, comme le prouvent les mesures suivantes prises sur la peau nue au niveau des mamelons.

Age	Taille	Circonférence de la poitrine
14	4 pieds 10 pouces	36 pouces
24	5 — 6 1/2 p.	35 —
21	5 — 4 p.	35 —
16	5 —	34 1/2 —
30	5 — 4 1/2 p.	30 1/2 —

L'agrandissement de la capacité pulmonaire suffit-il à lui seul à rendre l'accoutumance complète ? Je ne le pense pas et je partage l'avis de M. Bert lorsqu'il déclare que par le séjour prolongé à une grande élévation l'organisme s'habitue à restreindre sa consommation d'oxygène tout en conservant à sa disposition soit pour l'équilibre de température, soit pour la production de travail, une même quantité de forces vives. Il existe selon lui, dans les conditions ordinaires de la vie, des dépenses que rien ne justifie ; les 582 calories que nous perdons chaque jour par l'évaporation cutanée de même que la production de chaleur représentée par la sueur abondante qui accompagne tout travail musculaire prolongé seraient dans ce cas, et c'est en les réduisant que l'homme s'accoutumerait au séjour des grandes hauteurs.

Une autre circonstance me paraît devoir contribuer à l'établissement de l'accoutumance, c'est l'espèce d'éducation que recevraient, du fait de la reproduction fréquente de l'acte de gravir, les centres nerveux présidant à la contraction des muscles mis en jeu dans ce mode particulier de la locomotion. Chacun de nous a pu remarquer combien tout travail, même léger, exige d'efforts de la part de celui qui l'accomplit pour la première fois. Il n'est pas rare de voir des individus suer à grosses gouttes, et donner des marques évidentes de fatigue pour un ouvrage que d'autres plus habitués exécutent en quelque sorte en se jouant. Cela tient à ce que les premiers contractent gauchement leurs muscles avec une énergie hors de proportion avec l'effet à obtenir, et en font de plus intervenir un certain nombre dont, avec un peu d'habitude, ils auraient pu se passer. La même différence doit, ce me semble, exister entre le touriste à ses débuts et celui qui depuis un certain temps est accoutumé à gravir des pentes inclinées. Le premier contractant plus de muscles qu'il n'est nécessaire, consommera évidemment plus d'oxygène et ressentira, par conséquent, plustôt les fâcheux effets de la raréfaction atmosphérique.

CHAPITRE IX

DU TRAITEMENT DU MAL DES MONTAGNES

La plupart des symptômes que je viens d'envisager devant être rattachés, comme on l'a vu, à l'insuffisance d'oxygénation du sang, il est bien évident, que le meilleur moyen d'en prévenir l'apparition sera de recourir aux inhalations d'oxygène. Excellent en théorie ce mode de traitement rencontre cependant dans l'application d'assez sérieuses difficultés pour que les voyageurs n'aient pu jusqu'ici le mettre en pratique dans les ascensions de montagnes. Il en sera probablement ainsi tant qu'ils ne trouveront pas aux stations qui sont le point de départ habituel des grandes ascensions quelque pharmacien disposant du matériel nécessaire à la préparation de ce gaz et de récipients assez peu encombrants pour permettre de le transporter à une grande élévation. M. Bert qui dans les conclusions de son important travail sur la *pression barométrique* a, le premier, indiqué l'emploi de l'oxygène « comme souverain protecteur contre les dangers de l'air raréfié », s'est également occupé de la question assez difficile du transport de ce gaz. M. Denayrouze a, sur ses indications, construit un récipient en tôle d'acier capable de supporter, sans se rompre, une pression de 40 atmosphères. Le peu de volume de cet appareil, son poids assez léger, car il ne dépasse pas 8 kilog., permettent au voyageur de le porter sur son dos, comme un sac de voyage. Sa contenance est telle qu'il peut recevoir sous une pression de 30 atmosphères, charge qui ne présente évidemment aucun danger, 230 litres d'oxygène. Comme il n'est pas besoin de recourir aux inhalations de ce gaz en dehors des instants où les malaises atteignent un haut degré d'intensité, et que cette période d'acuité, pour les ascensions inférieures à 5,000 mètres, n'occupe guère qu'une portion assez limitée de la durée totale du trajet, cette quantité de gaz me paraît suffire aux besoins de chaque voyageur. Du reste, il lui sera encore possible de la ménager, grâce à un ajutage adapté par M. Bert au tuyau d'aspiration, et permettant de mêler l'oxygène du récipient avec l'air extérieur. C'est ainsi que pour les montagnes dont l'élévation ne dépasse pas, par exemple, celle du Mont-Blanc, on pourrait régler la sortie du gaz de façon à ce que le mélange inspiré en renfermât de 60 à 70 pour 100, quantité reconnue suffisante pour combattre efficacement les malaises. M. Bert prévoyant en outre le cas où, l'ascension devant s'effectuer à une plus grande élévation, les 230 litres d'oxygène contenus dans cet appareil deviendraient insuffisants, a fait construire un récipient plus considérable, pouvant contenir sous même pression 510 litres de gaz et subvenir, en conséquence, aux besoins de deux voyageurs. Son poids de 17 kilog. n'est pas tel qu'un guide ne portant pas d'autre charge ne puisse en effectuer le transport.

Voilà donc la question du traitement du mal des montagnes en apparence résolue ; mais, comme je le faisais remarquer, il est peu probable que le voyageur se détermine à y recourir tant qu'il devra se charger lui-même de la préparation du gaz et de l'achat des appareils destinés à l'obtenir et à le transporter. Aussi crois-je lui être utile en exposant les autres moyens, moins efficaces, il est vrai, mais aussi plus réalisables que conseille la science contre les fâcheux malaises de la raréfaction atmosphérique.

Le plus puissant est, sans contredit, celui qui consiste à faire précéder les grandes ascensions d'une série de courses sur des montagnes d'élévation graduellement croissante, en vue d'habituer insensiblement l'organisme aux effets de l'air raréfié. Je me suis suffisamment expliqué à propos de l'accoutumance, sur les heureux résultats de cet entraînement, j'ajouterai seulement, pour en faire comprendre toute la nécessité, que faute de s'y astreindre, les plus énergiques, comme le faisait remarquer M. Bert, payent souvent leur tribut.

Le voyageur apportera également le plus grand soin à choisir des vêtements en rapport avec les influences climatériques qu'il aura à subir au cours de l'ascension. Cette recommandation qui, tout d'abord, pourrait sembler puérile, a cependant une grande importance si l'on songe que le froid extérieur, a pour résultat d'activer les combustions organiques et par suite la consommation d'oxygène. Il est donc de toute nécessité de chercher à restreindre autant que possible son action, et c'est là précisément le rôle des vêtements. Ils ne seront ni trop larges ni trop étroits car, trop larges, il n'offriraient qu'une protection insuffisante contre l'action de l'air, du vent, de la neige, etc., trop étroits, ils supprimeraient la couche d'air intermédiaire à la peau et aux vêtements et qui par sa faible conductibilité s'oppose aux déperditions de chaleur par rayonnement et par contact. Les vêtements trop étroits ont un autre inconvénient c'est de paralyser les mouvements et de gêner la circulation. On les choisira de laine, ce tissu étant le plus propre à conserver la chaleur et aussi à absorber, sans être *mouillé*, les quantités considérables de vapeur d'eau provenant de l'évaporation cutanée. Leur couleur n'est pas indifférente car il est des nuances plus propres que d'autres à conserver la chaleur. M. Coulier a démontré que de tous les tissus colorés, le drap bleu est celui qui avec un minimum de pouvoir émissif se rapproche le plus du pouvoir absorbant maximum que possède le drap noir.

Dans aucun cas, on ne devra recourir à l'usage de vêtements imperméables, car s'ils arrêtent l'eau extérieure ils ont le grave inconvénient de conserver aussi la vapeur d'eau produite intérieurement par la transpiration et le corps se trouve en permanence dans un milieu saturé d'humidité.

La chemise sera de flanelle car ce tissu a sur la toile ou le coton l'avantage d'absorber en plus grande quantité l'eau résultant de l'évaporation cutanée, et de ne la céder que d'une façon insensible au milieu extérieur. Le voyageur devra toujours en avoir une seconde dans son sac, afin de pouvoir en changer au cours de l'ascension si le besoin s'en faisait sentir.

La coiffure de drap à visière et à valves latérales protégeant les oreilles contre l'action du froid et que l'on désigne communément sous le nom de *passe-montagne* me paraît à toute autre préférable. Elle a, en outre, l'avantage de pouvoir être solidement assujettie et de prémunir le voyageur contre la désagréable surprise de s'en voir privé par un coup de vent.

Les chaussures seront fortes et assez larges pour ne pas exercer sur le pied de compression de nature à entraver la circulation, ce qui le prédisposerait évidemment à la congélation. On les choisira telles qu'elles puissent être rapidement retirées au cas, où les pieds venant à s'engourdir, il deviendrait nécessaire de les frictionner avec de la neige ; les bottines répondent le mieux à cette condition. Les bas seront de laine et remonteront jusqu'au genou. Comme pour la chemise, on aura soin d'en conserver toujours une paire de rechange. Dès que le voyageur aura atteint la limite des neiges éternelles il procédera à cette opération que les guides nomment la *toilette* et qui consiste à s'entourer les jambes de grosses guêtres de laine tant pour les préserver du refroidissement que pour empêcher que la neige ne pénètre dans la chaussure. Une paire de gants fourrés servira en outre à préserver les mains contre le froid assez intense qui sévit à une grande élévation.

Je passe maintenant à une autre question beaucoup plus importante : celle de l'alimentation. Ce que l'on sait de la production de chaleur qui accompagne le travail de la digestion et de la déperdition de forces engendrée par l'inanition montre suffisamment la nécessité pour le voyageur de prendre de la nourriture au cours de l'ascension. Malheureusement le manque d'appétit ou le dégoût pour les aliments que l'on observe dans ces conditions sont de sérieux obstacles à l'accomplissement de cet acte, aussi convient-il d'indiquer à ceux qui se proposent d'entreprendre des voyages en montagnes les substances les plus propres à réveiller l'appétit et à entretenir les forces. Je vais tout d'abord faire mention de celles que le voyageur ne doit pas comprendre au nombre des provisions qu'il compte emporter à une grande élévation.

Ce sont les viandes salées, celles fortement épicées, les fromages cuits, tout ce qui est en un mot de nature à accroître la sensation de la soif déjà si développée. Par contre les viandes blanches, les fromages non fermentés, les œufs peuvent lui être recommandés. Il se trouvera surtout bien de l'usage des gâteaux composés de semoule, de riz et autres féculents auxquels on aura ajouté du sucre, des raisins secs et du rhum en quantité convenable.

M. Dufour qui fait dépendre, comme on l'a vu, les symptômes du mal des montagnes, de l'usure des réserves carbonées fournies au système musculaire par le dernier repas, attache une importance capitale au mode d'alimentation : « Nous sommes en conséquence amenés à chercher pour éviter le malaise des montagnes, un aliment combustible facile à digérer et à absorber. Les graisses qui sont le meilleur combustible demandent un certain temps de digestion et peuvent ne pas arriver à temps pour satisfaire un besoin immédiat ; les fécules doivent être transformées en sucre, le sirop de glucose serait donc celui qui arriverait le plus facilement dans la circulation. » Sans partager les illusions de cet auteur au sujet de l'efficacité toute puissante de cette préparation contre les symptômes du mal des montagnes, je la crois appelée à rendre des services aux voyageurs qui en raison de l'inappétence ne pourraient recourir aux autres aliments.

Il me reste, avant de terminer ce qui a trait à l'alimentation, à signaler le conseil donné par M. le professeur Lortet, de manger peu à la fois mais de répéter cet acte de deux heures en deux heures. Je ne saurais trop engager les voyageurs à le mettre en pratique car la chaleur développée par le travail de la digestion me paraît un excellent moyen de combattre la tendance au refroidissement.

La soif si pénible que l'on ressent à une grande élévation pourra être calmée à l'aide de sirops de groseille ou de citrons-limons étendus d'eau ou encore par l'ingestion de neige unie à un fragment de sucre, à des raisins secs. On obtiendrait, je crois, une excellente boisson, par le mélange d'eau, d'infusion de café et d'alcool dans les proportions suivantes :

Infusion de café	250
Alcool.	125
Eau q. s. pour un litre.	

Le tout convenablement édulcoré. L'alcool, en outre de ses propriétés bienfaisantes de stimulant diffusible, aurait l'avantage de retarder la congélation si fâcheuse du liquide par ces basses températures.

Une infusion de thé, quelque peu de vin chaud rendront, comme le faisait observer Lepileur, de grands services aux voyageurs sur le point de défaillir. Ce que nous dit en outre Von Tschudi des salutaires effets de la coca m'engage à en conseiller l'usage dans ces conditions. Quelques gorgées d'un vin généreux qui en renfermerait dans la proportion de 50 grammes par litre, contribueraient puissamment à relever les forces épuisées.

Quelques mots maintenant au sujet de la conduite à

tenir à l'égard de quelques autres malaises ou accidents qui peuvent survenir au cours de l'ascension.

La somnolence par le sommeil léthargique dont elle est ordinairement le point de départ, pourrait avoir pour le voyageur isolé les plus funestes conséquences et prédisposer ce dernier à une mort par congélation, aussi est-il nécessaire de ne voyager d'abord qu'en compagnie d'un guide et ensuite de combattre ce fâcheux symptôme dès le moment de son apparition. Quelques voyageurs et en particulier M. Lortet, déclarent s'être fort bien trouvés de frictions exercées sur le visage, à l'aide de la neige.

Le même procédé sera employé à l'égard des parties engourdies par le froid, et ayant subi un commencement de congélation. Toutefois comme pour les cas d'insensibilité des orteils, le fait de se déchausser est une opération qui réclame du temps et qui est en outre des plus pénibles les souliers se trouvant ordinairement avoir perdu toute souplesse au contact de la neige, on pourrait chercher à ranimer la vitalité dans ces parties en les frappant du bord radial de la main. Ce moyen qui est, j'en conviens, assez douloureux a cependant réussi à plusieurs voyageurs et en particuler au Dr Lepileur qui s'en servit à l'égard de son compagnon Bravais. Si la congélation était telle que cette mesure ne fût suivie d'aucune amélioration, il n'y aurait pas à hésiter, et, les chaussures enlevées, les pieds seraient vigoureusement frictionnés, à l'aide de la neige. Mais dans aucun cas on ne devra chercher à y ramener brusquement la chaleur, l'exemple du comte de Tilly, qui, à la suite d'une semblable imprudence, faillit perdre tous ses orteils, suffira je crois, à en détourner le voyageur.

Les graves inconvénient que j'ai dit résulter pour la vue de la réverbération des neiges nous démontrent l'absolue nécessité de chercher à s'en garantir. On y parviendra en plaçant devant les yeux des verres colorés sur les côtés desquels seront disposés des goussets en crêpe noir, de façon à préserver ces organes non-seulement des rayons qui leur arrivent parallèlement à leur axe mais encore de ceux qui leur sont renvoyés obliquement par les neiges.

Les goussets de taffetas doivent être absolument proscrits car ils emprisonnent l'œil dans une sorte d'atmosphère humide et de plus irritante capable à elle seule de provoquer les accidents que l'on voulait prévenir. Quant aux verres de ces conserves, ils seront à *teinte enfumée*, cette coloration leur donnant le double avantage d'arrêter les rayons nuisibles réfléchis par les neiges et de ne pas changer la couleur des objets. Les teintes *bleu* et *vert* devront être bannies, car, ainsi que le fait remarquer M. l'opticien Chevalier dans son hygiène de la vue, la teinte verte est mêlée de jaune et donne une teinte verdâtre et rougeâtre à tous les objets ; la teinte bleue est mêlée de rouge et rend bleues ou rougeâtres les choses que l'on regarde à travers. Le Dr Szokalski, cité par le même auteur, a, du reste, fourni des preuves touchant les inconvénients de l'emploi de verres ainsi colorés. Un malade après s'être servi quelques temps de lunettes portant des verres bleus, pendant les jours nébuleux de l'hiver, fut convaincu pendant deux jours qu'un beau soleil éclarait l'horizon. Un albinos qui usait de verres verts voyait les corps rouges dès qu'il quittait ses lunettes.

Un autre effet de la réverbération des neiges est, je l'ai

dit, l'inflammation des couches superficielles de la peau. On s'en garantira en recouvrant les parties exposées, cou et visage, d'un double crêpe de couleur sombre. Si malgré cette précaution on voyait de la rougeur et de la cuisson survenir, des onctions faites à l'aide de cold-cream, de cérat, de crême de lait, etc., auraient bientôt fait disparaître ces marques d'irritation.

Au retour de l'ascension, un bain pris à la température de 25 à 30°, me paraît le meilleur moyen de délasser le corps des fatigues du voyage. Un repos complet de vingt-quatre heures permettra aux muscles de se remettre de l'excès de travail qu'ils viennent d'accomplir et à l'organisme de réparer les pertes subies durant le trajet. Toute grande course entreprise au lendemain d'une ascension est une imprudence car la fatigue dont se ressent toujours plus ou moins le voyageur le prédispose à être enfluencé plus fâcheusement par la raréfaction atmosphérique.

Ici se termine mon étude sur le mal des montagnes. Puissé-je avoir démontré suffisamment la réalité de ses manifestations, sa véritable origine, et fourni au voyageur les moyens propres à un atténuer les effets : *hoc erat in votis.*

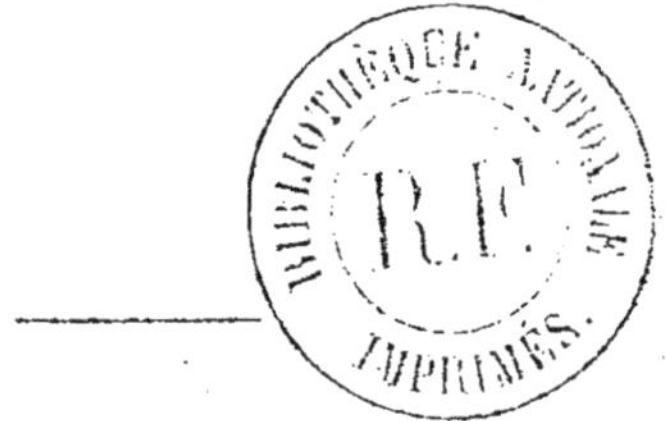

INDEX BIBLIOGRAPHIQUE

Acosta (Jose de). — Historia natural y moral de las Indias. Traduction, Regnault Cauxois, Paris 1596.

Don Ulloa. — Mémoires philosophiques, historiques, physiques, concernant la découverte de l'Amérique. Trad. française, 1787, t. 1er.

Bouguer (P). — Voyage au Pérou, avant propos de l'ouvrage, la figure de la terre. Paris 1749, in-4°.

Ch. Bourrit. — Nouvelle description des glacières et des glaciers des Alpes, 2me édit. 3 vol. Genève 1785.

Spallanzani. — Voyage dans les Deux-Siciles, traduct. G. Toscan Paris an VIII.

De Saussure (H. B. de). — Voyage dans les Alpes, 4 vol. Genève; 1786-1796.

De Humboldt (Alexandre). — Notice sur deux tentatives d'ascension au Chimboraço. Ann. de chimie ; 2e série ; t. LXIX, p. 401-434, 1838.

Meyer. — Reise auf die Eisgebirge des Kantons Bern, etc. ; Aarau, 1813.

Halle et **Nysten.** — Article *air*, du Dict. de médecine 1812.

Courtois. — Les effets de la pesanteur de l'air sur l'homme considéré à l'état de santé. Thèse de Paris, 1813.

Fraser. — Journal of a Tour trough Part of the snowy Range of the Himalaga mountains and to the sources of the Rivers Jumna and Canges, London 1820.

Moocroft. — A journey to Lake Manasarovara in Un-dès, a Province of little Thibet. Asiatic researches, t. XII, p. 375-534. Calcutta, 1816.

De Gourbillon. — Voyage critique à l'Etna en 1819, Paris 1820.

Gondret. — Mémoire concernant les effets de la pression atmosphérique sur le corps humain et l'application de la ventouse dans les différents ordres de maladie. Paris 1819.

Dr Hamel. — Relation de deux tentatives récentes pour monter sur le Mont-Blanc. Bibl. univ. t. XIV, p. 304-323, 1820.

De Forbin. — Souvenirs de Sicile. Paris 1823.

Clissold (F). — Notices sur une nouvelle ascension au Mont-Blanc, in bibliothèque universelle de Genève, t. XXI, 1822.

H. Cloquet. — Note sur les effets physiologiques de la raréfaction de l'air à de grandes hauteurs. Société philomatique. 1822.

Scherwill. — Ascension au Mont-Blanc. Bibl. univ. de Genève, t. XXX, p. 245, 1825.

Rohrdor. — Reise auf die Jungfrau, etc. Berne, 1828 in-12.

D'Orbigny. — Voyage dans l'Amérique méridionale exécuté pendant les années 1826-1835, Paris 7 vol. 1835-1847.

V. Jacquemont. — Correspondance inédite. Paris 1867.

Dr Archibald Smith. — Practical observation on the diseases of Peru, etc. Edimburgh méd. and. surg. journal 1839, 1841, 1842, 1843.

Hugi. — Naturhistoriche alpenreise. Soloturn, 1830.

Ed. Pæppig. — Reise in Chile, Peru und auf dem Amozonenstrome, Vahrend der Jahre 1827-1832, 2 vol. Leipzig, 1836.

Rostan. — Article *atmosphère* in Dict. de médecine, 1833.

Dr Barry. — Ascent to the summit of Mont-Blanc, 16-18 sept. 1834. Edimburgh new. philos. journal, t. XXVIII, p. 106-120, 1835.

De Tilly. — Ascensions aux cimes de l'Etna et du Mont-Blanc, Genève, 1834.

Boussingault. — Ascension au Chimboraço, in Ann. de chimie, 2e série, t. LVIII, 1835.

Atkins. — Ascension au Mont-Blanc, traduit de l'anglais par Jourdan, Genève, Londres, 1838.

Von Tschudi. — Peru Reiseskizzen aus den Jahren 1838-1842, 2 vol., Saint-Galler, 1846.

Dr Rey. — Influence sur le corps humain des ascensions sur les hautes montagnes, in Revue médicale de 1842.

Forbes. — Travels trough the Alps of Savoy, Edimburgh, 1843.

Brachet. — Note sur les causes de la lassitude et de l'anhélation sur les hautes montagnes, in Revue médicale de 1844.

Dr Lepileur. — Mémoire sur les phénomènes physiologiques qu'on observe à une certaine hauteur dans les Alpes. Revue médicale de 1845.

Huc (R. P.). — Souvenirs d'un voyage dans la Tartarie, le Thibet et la Chine, en 1844-1846, Paris, 1850.

Dr Pravaz. — Essai sur l'emploi de l'air comprimé, 1850.

De Castelnau. — Expédition dans les parties centrales de l'Amérique du sud, Paris, 1851.

Mitress Hervey. — The aventures of a Lady in Tartary, Thibet, China, and Kashmir, London, 3 vol., 1853.

Wedell. — Voyage dans le nord de la Bolivie et dans les parties voisines du Pérou, Paris, 1853.

Schlagintweit (Herman, Adolph and Robert de). — Results of a scientific mission to India and High Asia, 1854-1858, Leipzig and London, 1861-1866.

Jules Remy. — Ascension au Pichincha, Châlons-sur-Marne, 1858. Ascension au Chimboraço, in nouv. ann. de voyages, t. CLVIII, 1857, p. 230-238.

Dr Lombard. — Les climats de montagnes considérés au point de vue médical, Genève, 1858.

Frères Grandidier. — Voyage dans l'Amérique du Sud, Pérou et Bolivie, Paris, 1861.

Tyndall. — The glaccers of the Alps. London, 1860.

Pitschner. — Der Mont-Blanc Darstellung der Besteigung desselben am 31 juli, 2 August, 1859. Berlin, 1860.

Ch. Guilbert — Thèse de Paris, 1862.

Dr Coindet. — Lettres sur le Mexique, in Gazette de med. et de chirurgie, 1863-1864.

Dr Piachaud. — Observations médicales et physiologiques faites dans une ascension au Mont-Blanc en 1864, in Bibl. univ., 5e série, t. XXIII, p. 66-106, 1865.

Gavarret. — Article *Atmosphère* in Dict. encyclop. des sciences médicales, Paris, 1867.

Leroy de Méricourt. — Article *Altitudes* in Dict. encyclop. des sciences médicales, 1866.

Dr Lortet. — Deux ascensions scientifiques au Mont-Blanc, in Revue des cours scientifiques du 22 janvier 1870.

Ch. Durier. — Histoire du Mont-Blanc, Paris, 1873.

Henderson et Hume. — Lahore to Jarkand, London, 1873.

Dr Armieux. — Effets physiologiques du climat et des eaux de Barèges. Monit. de l'Acad. des Sc. Insc. et Belles-Lettres de Toulouse, 7e série, t. IV, 1873.

Dr Forel (de Lausanne). — Expériences sur la température du corps humain dans l'acte de l'ascension des montagnes. Bulletin de la Soc. méd. de la Suisse. Romande, 1re série, Genève et Bâle, 1871 ; 3e série, 1874.

Gardiner. — An asecent of Elbrouz. Alpine Journal, t. VII, p. 113-123. London, 1875.

Drew. — The Jummo and Kashmir territories : a geographical account. London, 1875.

Dr Jourdanel. — Influence de la pression de l'air sur la vie de l'homme. Paris, 1875.

Dr Bert. — La pression barométrique, 1878.

Cet ouvrage, en outre des intéressantes expériences dont il a été fait mention dans cette étude, renferme l'historique le plus complet qui ait encore été fait du mal des montagnes. C'est à cette source que j'ai puisé toutes les observations traduites de publications étrangères.

Imp. A. DERENNE, Mayenne. — Paris, boulevard Saint-Michel, 52.

Imp. A. Derenne, Mayenne. — Paris, boulev. Saint-Michel, 52.

www.ingramcontent.com/pod-product-compliance
Ingram Content Group UK Ltd.
Pitfield, Milton Keynes, MK11 3LW, UK
UKHW020332230726
13925UKWH00002B/763

9 782014 052329